RÉSUMÉ

DE

RECHERCHES CLINIQUES

SUR

LA FIÈVRE CONTINUE

LA DYSSENTERIE, LA PLEURÉSIE CHRONIQUE

ET SUR

LES VARIATIONS DU TON DANS LES SONS

FOURNIS PAR LA PERCUSSION ET PAR L'AUSCULTATION

PAR AUSTIN FLINT M. D.

Professeur de médecine théorique et pratique à l'Université de Louisville
État de Kentucky, États-Unis d'Amérique

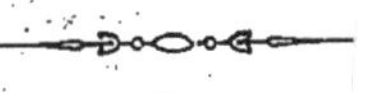

PARIS

HECTOR BOSSANGE ET FILS | J.-B. BAILLIÈRE
QUAI VOLTAIRE, 25. | RUE HAUTE-FEUILLE, 19.

1854

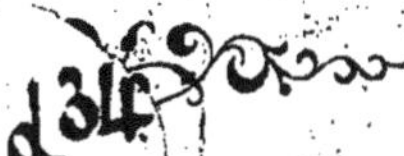

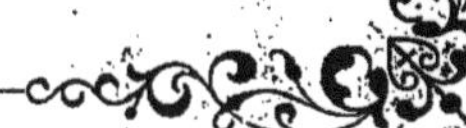

RÉSUMÉ

DE

RECHERCHES CLINIQUES

SUR

LA FIÈVRE CONTINUE

LA DYSSENTERIE, LA PLEURÉSIE CHRONIQUE

ET SUR

LES VARIATIONS DU TON DANS LES SONS

FOURNIS PAR LA PERCUSSION ET PAR L'AUSCULTATION

PAR AUSTIN FLINT M. D.

Professeur de médecine théorique et pratique à l'Université de Louisville

État de Kentuchy, États-Unis d'Amérique

PARIS

HECTOR BOSSANGE ET FILS
QUAI VOLTAIRE, 25.

J.-B. BAILLIÈRE
RUE HAUTE-FEUILLE, 19.

1854

AVANT-PROPOS

Les recherches cliniques mentionnées dans le titre de cette brochure ont été soumises à la Faculté de Médecine des États-Unis, dans quatre ouvrages qui ont paru pendant les trois dernières années qui viennent de s'écouler. J'ai fait, dans les quelques pages suivantes, un résumé de ces recherches, afin d'avoir l'honneur de le présenter à l'Académie impériale de Médecine avec les ouvrages dont je viens de parler. Les motifs qui m'ont suggéré cette pensée sont exposés dans les premières phrases de ce petit volume.

RÉSUMÉ

Les ouvrages que j'ai l'honneur de présenter à l'Académie de Médecine, contiennent le fruit des études cliniques auxquelles j'ai en grande partie consacré mon attention depuis quelques années. J'ai tâché, en faisant la relation écrite des cas dont j'étais témoin au lit du malade, et soumettant par la suite ces relations à un examen analytique, de mettre en évidence les résultats auxquels ils m'ont conduit, dans l'espoir qu'ils pourraient rendre service à la science médicale. Du reste, quelque faible qu'en puisse être l'utilité, ils ont demandé bien du travail, et je ne crains pas d'avouer mon extrême désir de les voir mieux connus de l'honorable corps de l'Académie et de MM. les docteurs de cette métropole, qu'on ne peut l'espérer, en général des ouvrages écrits en langue étrangère déposés dans la bibliothèque de l'Académie. Je réclame donc la faveur, d'après l'avis de quelques-uns de mes amis, de soumettre ici un résumé du contenu des ouvrages suivants. J'abrégerai autant que possible, afin d'embrasser en quelques pages les résultats qui me paraissent avoir le plus d'importance et le plus d'intérêt, et j'omettrai les détails qui, comparativement, seraient sans conséquence. Ces ouvrages, au nombre de quatre, traitent des maladies suivantes : 1° la fièvre continue; 2° la dyssenterie; 3° la pleurésie chronique; 4° les variations du son fourni par la percussion et par les bruits respiratoires. Je me propose de faire un extrait distinct de chaque volume, dans l'ordre ci-dessus, donnant pour préface du résumé le titre de l'ouvrage d'où il sera tiré.

COMPTES-RENDUS CLINIQUES

SUR

LA FIÈVRE CONTINUE

BASÉS SUR L'ANALYSE DE CENT SOIXANTE-QUATRE CAS; AVEC DES REMARQUES SUR LE TRAITEMENT DE LA FIÈVRE CONTINUE; L'IDENTITÉ DU TYPHUS ET DE LA FIÈVRE TYPHOÏDE; LA FIÈVRE A RECHUTE (1); LE DIAGNOSTIC, ETC., AUXQUELS EST AJOUTÉ UN MÉMOIRE SUR LE TRANSPORT ET LA DIFFUSION DE LA FIÈVRE TYPHOÏDE, PAR LA CONTAGION, D'APRÈS L'EXEMPLE QU'ON EN EUT QUAND CETTE MALADIE SURVINT A « NORTH BOSTON » COMTÉ D'ÉRIÉ, ÉTAT DE NEW-YORK. »

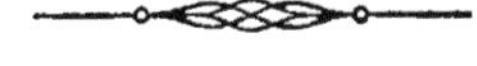

Cet ouvrage, qui se compose de 390 pages, contient trois comptes-rendus qui indiquent les résultats des analyses de trois différentes classes de cas. Ces cas ont été observés, à quelques exceptions près, à l'hôpital des Sœurs de la Charité à Buffalo, État de New-York. Ces trois comptes-rendus ont été écrits et imprimés séparément, à trois différentes époques, savoir : en 1850, en 1851 et en 1852. Le premier indiqua les résultats de l'analyse de cinquante-deux cas, le second de quarante-huit et le troisième de soixante-quatre. De cette manière on a pu comparer les résultats de l'étude analytique de la même maladie à diverses époques; c'est

(1) « Relapsing fever. »

évidemment le seul moyen de constater les fluctuations d'une maladie sous le rapport des phénomènes historiques dus à des influences générales variables ou à des circonstances accidentelles. Une grande question dans l'analyse était de rassembler les faits relatifs à la subdivision de la fièvre continue en deux types, savoir : *le typhus* et *la fièvre typhoïde;* de constater les rapports sous lesquels les deux types diffèrent et quels sont les phénomènes identiques dans l'un et dans l'autre.

Dans ce but, comme premier pas, les cas ont été divisés d'après leurs caractères évidents en deux classes, savoir : le typhus et la fièvre typhoïde. Tous les cas donnant matière au doute, quant à la catégorie dans laquelle on devait les ranger, ont été ou rejetés ou analysés dans une troisième classe intitulée : « cas de type douteux. » Cette élimination faite, le nombre de typhus et de fièvres typhoïdes était encore de : soixante-cinq cas de typhus et de soixante-treize de fièvre typhoïde. Les résulats sont divisés en sections portant les mêmes titres que dans chacun des comptes-rendus. Ces divisions seront suivies ici.

PREMIÈRE SECTION.

Age, occupation, condition civile, patrie, habitudes, saison; constitution et santé préalable du malade; durée de son séjour dans ce pays et dans cette ville.

Age.	1er Groupe.	2e Groupe.	3e Groupe.
Cas de *fièvre typhoïde.* — Age moyen....	22 ans 2/17	22 ans 9/13	25 ans
Cas de *typhus.* — Age moyen............	26 1/2	26 1/4	25 52/35
Age moyen dans les cas mortels de *fièvre typhoïde*..........................	24 1/2	31	28 3/5
Age moyen dans les cas mortels de *typhus*..	35 ans.	24 1/3	28 2/5

Sexe.	1er Groupe.	2e Groupe.	3e Groupe.
Cas de *fièvre typhoïde*..................	27 hommes. 3 femmes.	21 hommes. 8 femmes.	10 hommes. 4 femmes.

Total dans les trois groupes, 58 hommes et 15 femmes.

Cas de *typhus*	10 hommes. 2 femmes.	7 hommes. 3 femmes.	26 hommes. 16 femmes.

Total, 43 hommes et 21 femmes.

Occupation. — Rien ne porte à croire qu'un genre particulier d'occupation ait une influence quelconque sur la maladie.

Patrie. — Dans l'hôpital où la plus grande partie des cas ont été observés, la plupart des malades admis sont des émigrés irlandais ou allemands, récemment arrivés dans les États-Unis. Parmi ces deux classes d'émigrés les deux types de fièvre continue ne se sont pas manifestés également, comme on le verra par la table suivante :

	1er Groupe.	2e Groupe.	3e Groupe.
Fièvre typhoïde.	1 Américain. 7 Irlandais. 10 Allemands.	2 Américains. 3 Anglais. 19 Irlandais. 5 Allemands.	6 Irlandais. 8 Allemands.
Typhus	1 Américain. 11 Irlandais.	* 2 Américains. 8 Irlandais.	36 Irlandais. 2 Allemands. 2 Anglais. 1 Français.

* *Nota.* Ils l'avaient contracté à l'hôpital.

Nombre total d'Irlandais atteints du *typhus* 55
D° d° de *fièvre typhoïde*. 53
Nombre total d'Allemands atteints du *typhus* 2
D° d° de *fièvre typhoïde*. 23

Saison. — Les faits qui appartiennent à ce sujet prouvent que la *fièvre typhoïde* est celui des deux types qui sévit le plus fréquemment dans l'automne. Pendant que je recueillais les cas qui composent le premier groupe, mon service à l'hôpital dura toute l'année. Neuf des dix-huit cas de fièvre *typhoïde* de ce groupe eurent lieu dans les mois de septembre, d'octobre, de novembre et de décembre. Pendant ces mêmes mois seulement deux des douze cas de typhus de la première classe se manifestèrent. Pendant les deux années où les cas qui forment le deuxième groupe et le troisième ont été recueillis, j'ai fait le service de l'hôpital d'octobre à mars inclusivement; j'ai donc pu constater que, pendant ces années, les cas des deux types se répartissaient sur les différents mois comme il suit :

	Octobre.	Novemb.	Décemb.	Janvier.	Février.	Mars.
Cas de *fièvre typhoïde*..	16	9	12	3	2	3
Cas de *typhus*........	1	4	11	11	10	13

Durée du séjour, etc. — A très-peu d'exceptions près, dans l'un et l'autre type, les malades, comme je l'ai dit plus haut, étaient des émigrés récemment arrivés aux États-Unis.

DEUXIÈME SECTION.

La période d'invasion, sa durée, ses symptômes, les circonstances qu'on suppose avoir eu de l'influence sur la production de la maladie.

On considérait la période d'invasion ou premier degré de la maladie, comme durant depuis le moment où apparaissaient les premiers phénomènes morbides jusqu'à l'époque à laquelle le malade était obligé de prendre le lit. Cette règle est arbitraire d'abord, puis, d'ailleurs, elle n'est pas rigoureusement exacte. Cependant, en cherchant dans une série de cas quelque circonstance qui pût déterminer l'époque de l'établissement de la fièvre, rien ne s'est offert de plus satisfaisant pour arriver à cette fin. Cette manière de définir cette période a cet avantage qu'elle peut être généralement déterminée par le récit de ce que les malades ont éprouvé précédemment, dans les cas où ils n'ont été admis à l'hôpital qu'après le développement plus ou moins grand de la maladie.

Cas de fièvre typhoïde. — Dans la plupart des cas, il a été impossible d'obtenir des renseignements sur l'époque précise à laquelle le malade avait commencé de souffrir. Ce fait est significatif, car il prouve de quelle manière graduée et presque imperceptible commence cette maladie. Dans quatre seulement des trente cas dans lesquels la durée de la période d'invasion a pu être déterminée avec plus ou moins de précison, la maladie s'est déclarée brusquement.

La durée moyenne de cette période, dans sept des cas du second groupe, sur lesquels on a pu obtenir des renseignements exacts, a été une fraction moindre que 4 jours, et dans dix des cas du troisième groupe la durée moyenne a été une fraction un peu au-dessus de 5 jours.

La période la plus longue pendant laquelle le malade ait souffert avant de se mettre au lit est de trois semaines; la plus longue d'ensuite, est de dix jours.

Cas de typhus. — Sur les sept cas du premier et du second groupe l'attaque n'a été soudaine que dans un. La durée moyenne de la période d'invasion dans ces cas a été juste de trois jours. L'analyse de dix-huit cas du troisième groupe donna des résultats différents; dans sept de ces cas l'attaque fut soudaine, et la durée moyenne de la susdite période fut de 4 jours 9/11.

La comparaison de ces résultats montre qu'il existe une légère différence dans la durée proportionnelle de l'invasion des deux types; cette période est plus courte dans le typhus que dans la fièvre typhoïde, et c'est dans le premier que se trouve le plus grand nombre de cas où l'attaque ait été brusque. Toutefois, elle prouve qu'en ce qui concerne la durée de la période d'invasion et le développement soudain de la maladie, les analyses de différentes collections de cas ne présentent aucune uniformité dans les résultats numériques.

Causes. — Tous les éclaircissements qu'on a obtenus sur les circonstances qu'on pourrait supposer avoir eu quelque influence sur la production de la maladie, avant l'admission du malade à l'hôpital, n'ont amené aucun résultat important. Dans un certain nombre de cas, pourtant, la maladie se développa à l'hôpital; il en fut ainsi dans trois des cas du premier groupe, dans sept du second groupe et dans onze du troisième groupe, en tout : dans vingt-un cas. Sur ces vingt-un cas, quatre étaient de fièvre typhoïde, treize de typhus et quatre de type douteux.

Les circonstances relatives à la question de contagion furent comme on va le voir ici.

Cas de fièvre typhoïde. — Dans un cas, le malade avait été attaqué vingt jours après l'arrivée d'un frère atteint lui-même de fièvre typhoïde, et qui, pendant deux jours, avait occupé la même chambre et le même lit. Dans un autre cas, le malade avait couché pendant quatre ou cinq semaines avec un frère attaqué de la fièvre typhoïde avant d'en être lui-même atteint. Dans un autre cas encore, le le malade, avant de s'aliter, avait soigné un ami qui avait la fièvre. Dans le dernier cas, le malade, qui était domestique à l'hôpital, avait l'habitude de coucher dans la salle où étaient des fiévreux.

Cas de typhus. — Dans deux de ces cas, les malades étaient des sœurs de la Charité à qui était confié le soin des malades atteints de fièvre; deux autres étaient des domestiques femelles; un autre, un domestique mâle; deux autres, des employés de l'hôpital (émigrés) en bonne santé, et six autres, enfin, des patients de l'hôpital attaqués de maladies diverses, telles que la conjonctivite, l'acné, la varioloïde, la fièvre typhoïde, etc.

Cas de types douteux. — Dans trois de ces cas, les malades étaient des sœurs de la Charité qui soignaient des personnes atteintes de fièvre; un autre était entré à l'hôpital pour une conjonctivite. Parmi les douze sœurs de Charité qui demeuraient dans l'institution, cinq furent atteintes de fièvre pendant les années où ces observations furent faites; ces cinq sœurs étaient précisément celles qui se trouvaient en contact avec les fiévreux. En autres termes, toutes les sœurs employées à soigner les malades ayant la fièvre, en furent atteintes.

On remarquera que le nombre de cas de typhus qu'on attribue à la contagion dépasse de beaucoup celui des fièvres typhoïdes. Les faits relatifs à la contagion de la fièvre typhoïde seront présentés sous un autre titre.

Dans un des cas dans lesquels on supposait que le typhus avait été contracté à l'hôpital, le malade y était entré avec la fièvre typhoïde. Ce cas était d'un grand intérêt, car il touchait justement à la question d'identité ou de non-identité des deux types de fièvre: le typhus et la fièvre typhoïde. Voici les faits qui se présentèrent. Le malade, à son entrée à l'hôpital, avait évidemment une fièvre typhoïde tout à fait développée, avec les *taches roses* caractéristiques bien marquées en plus des autres symptômes distinctifs de ce type. Il fut ensuite attaqué du typhus, vingt-six jours après la date de sa convalescence de la fièvre typhoïde; une forte éruption et tous les caractères du type du typhus furent constatés. Après sa guérison de cette dernière maladie, il mourut d'une phthisie. L'autopsie révéla d'anciennes ulcérations cicatrisées des plaques de *Peyer*.

Les symptômes qui ont lieu pendant la période d'invasion n'ont pas été traités dans une grande partie des relations, par la raison qu'on peut rarement observer les malades pendant cette période, puisque la maladie est généralement développée avant leur entrée à l'hôpital. On a remarqué que la diarrhée ne s'est manifestée que dans un cas de typhus, tandis que son existence a été constatée dans les comptes-rendus de onze cas de fièvre typhoïde.

L'Épistaxis a eu lieu dans trois cas de fièvre typhoïde et ne s'est manifesté dans aucun cas de typhus. Voilà tous les faits dignes de remarque que l'analyse ait développés.

La céphalalgie, le manque d'appétit, les frissons, les douleurs dans les reins et dans les membres, la lassitude étaient communs aux cas des deux types.

TROISIÈME SECTION.

Symptômes relatifs à l'aspect général.

Une espèce d'abattement, d'indifférence ou d'apathie donnant à l'un ou à l'autre type de la maladie une physionomie caractéristique, a été remarquée à un degré plus ou moins prononcé dans la plupart des cas.

Outre ce premier symptôme un autre a attiré l'attention ; bien que peu saillant en lui-même, il n'est pas sans signification pathologique. Je veux parler de cette rougeur de la peau due à la congestion passive des vaisseaux capillaires. Cette rougeur causée par la congestion, offrait à peu près, quand elle était prononcée, l'apparence de celle que cause le froid sur la surface du corps. Elle s'étendait plus ou moins sur le corps, mais, même lorsqu'elle se voyait généralement partout, elle était plus prononcée à la figure. Elle était surtout plus marquée sur les joues ; différente de ces couleurs circonscrites ordinaires à la pneumonie, en ce qu'elle était moins définie et non accompagnée d'élévation de température sensible. On l'a observée, à un degré plus ou moins grand, dans la majorité des cas de fièvre typhoïde, et constamment dans ceux de typhus. De plus dans les cas de fièvre typhoïde où on l'observait, elle était soit modérée, soit légère, tandis que dans les cas de typhus, elle était plus prononcée. Dans ce dernier type, la teinte était aussi d'une nuance plus foncée, quelquefois presque livide ; elle rendait le teint sombre ou noirâtre, de sorte que les cas appartenant à ce type pouvaient se reconnaître au premier coup d'œil d'après la physionomie du malade.

Afin de décider si cette congestion des vaisseaux capillaires ne provenait pas d'un obstacle à la circulation, situé dans les poumons ou dans l'organe moteur central, le cœur, les relations des cas furent examinées, pour être à même de constater si cette condition de la surface n'avait pas quelques rapports avec les complications pulmonaires, ou avec le cœur. L'induction qu'on en a tirée est que la congestion est due à des causes qui empêchent la circulation, et qui sont inhérentes aux vaisseaux capillaires eux-mêmes. En considérant ainsi le sujet, le symptôme dont il est question serait d'accord avec la doctrine qui reconnaît comme changement pathologique essentiel, la condition morbide du sang.

Une semblable rougeur provenant de la congestion a été souvent remarquée dans la membrane conjonctive, plus prononcée surtout dans les cas de typhus ; et on peut supposer que cette même congestion pénétrait les tissus vasculaires intérieurs.

QUATRIÈME SECTION.

Symptômes relatifs au système nerveux.

Voici les statistiques de l'absence ou de la présence du délire dans les trois groupes de cas. *Fièvre typhoïde* : 1er groupe délire dans 21 cas ; absence de délire dans 7 cas ; 2me groupe, délire dans 17 cas ; absence de délire dans 5 cas ; 3me groupe, délire dans 9 cas ; absence de délire dans 5 cas.

Nombre total des cas dans lesquels il y a eu délire : 47.

Nombre des cas dans lesquels il y a eu absence de délire : 17.

Typhus : 1er groupe, délire dans 11 cas ; absence de délire dans 1 cas ; 2me groupe, délire dans 8 cas ; absence de délire dans 1 cas ; 3me groupe, délire dans 30 cas, absence de délire dans 12 cas.

Nombre total des cas dans lesquels il y a eu délire 49. Nombre d°, d° dans lesquels il y a eu absence de délire : 14.

Ce symptôme se manifesta donc dans un nombre plus grand de cas de typhus que de fièvre typhoïde ; la proportion étant : comme $\frac{17}{47}$ sont à $\frac{14}{49}$

Le caractère de ce délire était ordinairement passif ; il consistait en paroles incohérentes, en efforts pour sortir du lit, en murmures. Dans quelques cas seulement, il fut assez violent pour nécessiter la répression ; ces cas étaient tous de fièvre typhoïde.

Dans les cas mortels le délire était un symptôme presque constant, à moins que la mort ne fût causée par la perforation intestinale ou par le coma apoplectique. On ne remarqua qu'une seule exception à cette règle, dans un cas de typhus.

On a constaté une différence dans l'époque à laquelle se développa le délire dans les deux types. Dans le typhus il parut souvent très-tôt, quelque fois même presque au début. Dans la fièvre typhoïde, au contraire, il se manifesta rarement avant l'expiration de la première période septenaire.

Les quelques cas de fièvre typhoïde dans lesquels le délire s'est montré violent et persistant ont été mortels. Dans deux de ces cas l'examen *post mortem* de la tête n'a révélé aucune trace appréciable d'inflammation et peu de congestion. J'ajouterai que, dans trois cas de cette espèce on a pratiqué la saignée sans apporter au malade aucun soulagement.

L'état de pseudo-somnolence appelé *coma-vigil* a été

plus ou moins marqué dans une partie des cas, et l'a été plus dans le typhus que dans la fièvre typhoïde ; il a existé aussi d'une manière plus uniforme et à un degré plus intense dans les cas mortels. Cependant il y eut plusieurs exceptions à cette règle.

Le *coma* se manifesta dans 5 cas de fièvre typhoïde, et dans 4 cas de typhus. Dans quatre cas le malade se trouva dans un état très-voisin du coma, et dans plusieurs autres il en resta plus éloigné. Sur les 9 cas caractérisés par la présence du coma, 8 furent mortels. L'autopsie révéla dans un de ces cas un engorgement considérable des vaisseaux du cerveau, et un épanchement excessif dans les ventricules et dans la cavité arachnoïde.

Un fait digne de remarque est que l'état appelé *coma-vigil* ne prédisposait pas au *coma* vrai ; ce dernier s'est développé plus ordinairement dans les cas non-caractérisés par le premier. Le développement du coma, généralement brusque, et pour ce qui est des symptômes cérébraux préliminaires, inattendu, était précédé et accompagné, à ce que j'ai observé, par un changement dans le rhythme de la respiration qui sera traité dans la section consacrée aux symptômes du système respiratoire.

Les autres faits appartenant aux phénomènes relatifs au système nerveux, ne me paraissent pas d'une importance et d'un intérêt assez grands pour être traités dans ce *résumé*.

CINQUIÈME SECTION.

Symptômes relatifs au système digestif.

Je passerai sous silence les faits relatifs à l'appétit, à la soif, aux diverses apparences de la langue, aux vomissements, aux gargouillements, parce que, bien que, comme éléments de l'histoire naturelle de la fièvre continue, ils soient loin d'être dépourvus d'intérêt et d'importance, les résultats de mes analyses n'offrent rien qui me semble digne de remarque. Les faits que je rapporterai ici se rattachent aux évacuations provenant des intestins, à la tympanite, à la sensibilité de l'abdomen, à la perforation des intestins et à la parotidite.

Dans cinq cas du premier groupe, la maladie se compliqua de parotidites. Tous ces cas se manifestèrent entre mars 1849 et mai 1850, et, à l'exception d'un seul, tous entre mars et décembre 1849. Dans deux de ces cinq cas, le malade mourut. L'inflammation amena de la suppuration dans tous les cas, excepté dans un seul, et dans ce dernier la mort arriva avant qu'il se fût écoulé assez de temps pour que cette suppuration fût complète.

Deux de ces cas étaient du type typhoïde, deux du type typhus, et deux du type douteux.

Dans quatre des cas, une seule des glandes était attaquée; dans l'autre, toutes les deux. La parotide droite fut attaquée dans deux cas, la gauche dans un, et l'on n'a pas mentionné laquelle l'était dans le dernier cas.

Les tumeurs furent ouvertes quand la fluctuation devint apparente; mais, dans deux circonstances, une évacuation naturelle du pus eut lieu aussi à travers le conduit auditif. Dans deux circonstances, une escarre du tissu cellulaire s'est montrée à travers l'orifice par lequel on avait ouvert l'abcès. Cette complication fut grave dans chaque cas, accompagnée de beaucoup de souffrance, et d'une aggravation évidente de tous les symptômes; elle rendait les pronostics moins favorables. Sous ce dernier point de vue, elle ne présentait pas le caractère d'un événement critique que quelques écrivains lui ont attribué, et les phases de la maladie pendant les quelles elle se manifestait ne portent pas à la faire considérer comme telle. Elle se présenta dans les divers cas aux époques suivantes : six jours après que le malade se fut alité; sept jours après son entrée à l'hôpital (la date de la maladie n'a pu être constatée); dix jours après; cinq jours après, et, dans un seul cas, quatre jours après le commencement de la convalescence.

Quoique cela se passât ainsi dans cinq des trente cas qui composent le premier groupe, dans les quarante-huit cas du second groupe, qui furent recueillis l'année suivante, cette complication ne se présenta pas du tout; elle survint une seule fois (vers l'époque de la convalescence) dans un des soixante-quatre cas du troisième groupe.

La perforation des intestins ne se manifesta dans aucun des cinquante-deux cas du premier groupe; elle eut lieu dans deux des quarante-huit cas du second, et ne survint dans aucun des soixante-quatre cas du troisième. Ces résultats montrent qu'elle est d'un caractère tout à fait accidentel. Les deux cas dans lesquels elle s'est manifestée étaient des cas du type typhoïde. En additionnant les cas des trois groupes de ce dernier type, on voit que cet accident ne se montra que dans deux cas sur soixante-treize.

On a remarqué de la distension tympanique à l'abdomen dans quinze cas de fièvre typhoïde sur vingt-huit qui forment le premier groupe. Ce groupe comprend un certain nombre de cas qui se sont rencontrés tant chez des particuliers que chez les malades de l'hôpital. C'est un fait assez curieux que la distension tympanique se soit moins fréquemment manifestée chez les premiers que chez les seconds; la différence est comme $\frac{3}{10}$ à $\frac{2}{3}$. Dans le second groupe, ce symptôme a été observé dans 22 cas sur 29, et dans le troisième groupe, dans 13 sur 14. Par distension tympanique, je ne veux pas seulement dire météorisme, ou, en d'autres termes, résonnance à la percussion, mais, en plus de ceci, une augmentation plus ou moins visible de l'abdomen, causée par la présence de gaz.

Dans les cas de typhus, la distension tympanique a été constatée dans 8 cas du premier groupe sur 13 ; dans 8 cas du second sur 10, et dans 30 cas du troisième sur 42.

Les cas réunis de chacun des deux types se comparent, relativement à la présence de ce symptôme, comme il suit :

Fièvre typhoïde. — Il se présente dans 50 cas sur 71.

Typhus. — — dans 46 cas sur 65.

Ainsi ce symptôme a été à peu près aussi fréquent dans les cas de fièvre typhoïde que dans ceux de typhus; la différence est très-peu sensible. Il en existe une bien marquée qu'on aperçoit en comparant les résultats sous le rapport du degré de la distension tympanique. On l'appréciera par les faits suivants :

Sur 50 cas de fièvre typhoïde, la distension tympanique était légère dans 7, modérée dans 31, et considérable dans 12.

Sur 45 cas de typhus, elle était légère dans 21, modérée dans 17, et considérable dans 7.

La sensibilité prononcée quand on pressait sur l'abdomen existait à un degré plus ou moins marqué dans 8 des 11 cas de fièvre typhoïde du premier groupe, dans 25 des 29 cas du second, et dans tous les cas (14) du troisième. Ensemble dans 47 cas sur 54. Quant aux cas de typhus, cette sensibilité existait dans 6 des 13 cas du premier groupe, dans 5 des 10 cas du second, et dans 15 des 42 cas du troisième. Ensemble, dans 26 cas sur 65.

Ce symptôme s'est donc manifesté plus fréquemment dans les cas de fièvre typhoïde que dans ceux du type typhus.

Quant à sa place d'élection et à son degré, sans poser des chiffres, je dirai qu'on l'a remarqué dans une ou dans les deux régions iliaques; et quand il était circonscrit à une partie de l'abdomen, on l'a trouvé plus souvent dans la région iliaque droite que dans la gauche. Il était invariablement léger quand il existait dans le type typhus, modéré ou considérable dans le type typhoïde.

On n'a remarqué aucune constance dans l'union de ce symptôme à la diarrhée ; mais on a pu constater que cette dernière se rencontra plus souvent dans les cas caractérisés par la distension tympanique de l'abdomen.

La diarrhée a été constatée dans les cas des deux types comme il suit :

	1er Groupe.	2e Groupe.	3e Groupe.
Cas de *fièvre typhoïde.*	Dans 21 cas sur 30	Dans 14 cas sur 29	Dans 13 cas sur 14

Total, dans 48 cas sur 73.

	1er Groupe.	2e Groupe.	3e Groupe.
Cas de *typhus*........	Dans 5 cas sur 13	Dans 3 cas sur 10	Dans 10 cas sur 12

Total dans 18 cas sur 65.

Une très-grande différence existe évidemment dans la proportion dans laquelle s'est présenté ce symptôme dans chacun des deux types; mais une différence plus grande encore a été remarquée dans le degré de prédominence de ce symptôme. Il ne fut pas prononcé, comme symptôme, dans un seul cas de typhus. Dans toutes les circonstances qui se présentèrent, il était léger, de courte durée, succédant en général à l'action d'un purgatif. Au contraire, dans les cas de fièvre typhoïde, il était fréquemment plus ou moins prononcé, et persistait quelquefois d'une manière plus ou moins sensible.

L'hémorragie des intestins a eu lieu dans deux des cas du premier groupe et dans un cas du troisième. Dans les deux premiers cas dont nous venons de parler, il y a eu guérison de la maladie, le dernier cas a été mortel. Ces trois cas appartiennent au type typhoïde. Ainsi ce symptôme s'est manifesté dans trois cas du type typhoïde sur soixante-treize et dans aucun des soixante-cinq cas du type typhus.

SIXIÈME SECTION.

Éruptions cutanées.

Une éruption caractéristique s'est manifestée dans les cas dans la proportion suivante :

	1er Groupe.	2e Groupe.	3e Groupe.
Cas de *fièvre typhoïde*.	Dans 23 cas sur 30	Dans 12 cas sur 29	Dans 14 cas sur 14
Cas de *typhus*........	Dans 13 cas sur 13	Dans 8 cas sur 10	Dans 36 cas sur 42

Total : dans 49 cas de fièvre typhoïde sur 73, et dans 57 cas de typhus sur 65.

On voit que le nombre des cas dans lesquels l'éruption a paru, a varié dans les divers groupes, et a été plus considérable dans les cas de typhus, que dans ceux de fièvre typhoïde.

Les caractères de l'éruption, auxquels on a attaché une grande importance (dans le diagnostic) comme signes distinctifs de chaque type, sont comme il suit :

Fièvre typhoïde. — Des taches roses ne se montrant généralement que sur la poitrine et l'abdomen, mais s'étendant parfois aux extrémités ; quelquefois abondantes, mais plus souvent en petit nombre ; les taches de forme ovale, légèrement élevées à la surface de la peau, et la rougeur disparaissant momentanément à la pression.

Typhus. — Des taches de plus petite dimension que celles de la fièvre typhoïde, rondes, d'un rouge plus foncé ou d'une teinte sombre, ne disparaissant pas immédiatement à la pression; plus abondantes et s'étendant plus souvent aux extrémités.

Les diverses variations de ces traits distinctifs des deux

Nota. On expliquera dans une des sections suivantes pourquoi il y a eu un moins grand nombre de cas avec éruption dans le 2e groupe des cas de fièvre typhoïde.

éruptions dont on a pris note sont celles-ci : dans un cas de fièvre typhoïde du premier groupe, la rougeur de quelques-unes des taches ne disparaissait pas à la pression; dans un autre, quelques taches étaient vésiculaires, le contenu des vésicules étant absorbé. Dans un des cas de typhus de ce même groupe, quelques-unes des taches étaient un peu élevées. Dans le second groupe, un cas de typhus présentait des taches entremêlées de *macules*, et dans un autre cas les taches disparaissaient partiellement à la pression. On observa dans un cas que quelques vésicules étaient entremêlées. Dans le troisième groupe, sept cas de typhus présentaient des *papules* de couleur rose entremêlés de *macules :* en d'autres termes, l'éruption avait des caractères mélangés.

Dans tous ces cas, en jugeant d'après l'ensemble des caractères, on ne pouvait nullement douter de l'exactitude du diagnostic.

En remontant à l'époque où le malade avait pris le lit dans les cas où l'on a pu obtenir des renseignements pour fixer la date de la première apparence de l'éruption, les résultats sont ainsi qu'il suit :

Fièvre typhoïde. — Sur 14 cas, l'éruption parut le second jour dans 3, le troisième jour dans 2, le quatrième jour dans 2, le cinquième jour dans 2, le sixième jour dans 1, le septième jour dans 2, le onzième jour dans 1, le douzième jour dans 1.

Typhus. — Elle fut observée le premier jour dans 5 cas, le second jour dans 14, le troisième jour dans 3, le quatrième jour dans 2, le sixième jour dans 1, le huitième jour dans 3.

La durée de l'éruption fut plus longue dans les cas de typhus; ainsi sa durée moyenne dans 14 cas, dans lesquels on l'a constatée avec certitude, fut de onze à douze jours. Sa durée moyenne dans 7 cas de fièvre typhoïde fut de sept jours.

Des *pétéchies* ou, en d'autres termes, des *ecchymoses* bien marquées furent observées dans trois cas, le premier appartenait au type typhoïde, le second au type typhus, et le type du dernier n'est pas indiqué dans les comptes-rendus.

Des vésicules miliaires ou *sudamina* furent observées dans plusieurs cas des deux types, mais on n'a pas pris la peine de préciser dans combien cette éruption s'est manifestée.

SEPTIÈME SECTION.

Symptômes relatifs à l'appareil respiratoire.

La toux a été plus ou moins prononcée, comme symptôme, dans les cas des deux types compris dans le premier et dans le second groupe. Les cas qui composent le troisième groupe n'ont pas été analysés relativement à ce symptôme. Les résultats des analyses donnés dans les deux premiers comptes-rendus sont distribués ainsi :

	1er Groupe.	2e Groupe.
Cas de *fièvre typhoïde*.	Dans 10 cas sur 30	Dans 22 cas sur 29
Cas de *typhus*........	Dans 11 cas sur 13	Dans 7 cas sur 10

Total : dans 32 cas de fièvre typhoïde sur 59, et dans 18 cas de typhus sur 23.

Quant à la proportion dans laquelle se manifeste ce symptôme dans les deux types, elle est certainement plus grande dans le typhus. Mais dans les cas de fièvre typhoïde des deux groupes il y a une différence sensible, différence qu'il n'est pas facile d'expliquer.

Dans la plupart des cas la toux était modérée ou légère, elle peut même avoir existé faiblement dans certains cas où sa présence n'a pas été remarquée. Peut-être la différence que je viens de signaler provient-elle de ce qu'on a fait plus scrupuleusement la relation des phénomènes des cas qui constituent le second groupe.

L'existence de la pneumonie a été observée dans les trois groupes comme il suit :

	1er Groupe.	2e Groupe.	3e Groupe.
Fièvre typhoïde	Dans 2 cas sur 30	Dans 7 cas sur 29	Dans 3 cas sur 14
Typhus.............	Dans 5 cas sur 13	Dans 3 cas sur 30	Dans 7 cas sur 42

Total : dans 12 cas de fièvre typhoïde sur 73, et dans 15 cas de typhus sur 65.

Ces résultats montrent la grande différence qu'il y eut dans la fréquence de cette complication dans les divers groupes de l'un et de l'autre type. Ils prouvent qu'elle s'est manifestée moins souvent dans la fièvre typhoïde que dans le typhus; le rapport étant à peu près comme 1 est à 6 dans le premier type, et comme 1 est à 4 dans le second.

Il est bon d'ajouter qu'en faisant les analyses je n'étais pas assez sûr de l'exactitude des relations contenant les données propres à déterminer tous les cas dans lesquels cette complication peut avoir existé, d'autant plus que lorsque des symptômes tels que de la respiration courte, de la toux, des couleurs circonscrites aux pommettes des joues, ne faisaient pas soupçonner l'existence de la pneumonie, on ne faisait ordinairement aucune exploration physique de la poitrine. Je dirai aussi que dans les énumérations précédentes je n'ai point compris les exemples de cette pneumonie passive qui s'est développée dans les cas mortels vers la fin de la maladie.

L'épistaxis a été constatée de la manière suivante :

	1er Groupe.	2e Groupe.	3e Groupe.
Fièvre typhoïde.......	Dans 8 cas sur 30	Dans 9 cas sur 29	Dans 4 cas sur 14
Typhus..............	Dans 2 cas sur 13	Dans 0 cas sur 10	Dans 5 cas sur 44

Total : dans 21 cas de fièvre typhoïde sur 73, et dans 7 cas de typhus sur 67.

Ce symptôme s'est donc manifesté dans une proportion plus grande de cas du premier type que du second. Le rapport étant celui d'une fraction un peu plus forte que l'unité à 3, dans les cas de fièvre typhoïde, et celui de l'unité à 9 dans les cas de typhus.

Le nom d'épistaxis a été appliqué en faisant ces observations, à une perte plus ou moins grande de sang et non pas seulement à une simple coloration du mucus provenant des fosses nasales postérieures et antérieures.

L'épistaxis est survenue à différentes époques du cours de la fièvre dans les divers cas; dans plusieurs exemples, elle s'est manifestée à plusieurs reprises dans le même cas. En général elle a plutôt eu lieu pendant la première période de la maladie que plus tard; dans quelques cas seulement l'hémorragie a été abondante, car elle était généralement légère et n'a jamais nécessité de moyen mécanique pour l'arrêter.

Les dates des époques auxquelles elle a eu lieu dans les différents cas, et le nombre de fois qu'on l'a constatée dans chacun des cas se trouvent dans les comptes-rendus.

L'aberration des mouvements respiratoires a été étudiée avec soin dans les deux premières analyses, et les énumérations relatives à la fréquence ou à la rareté des respirations, à la perte de souffle qui suit les efforts, etc., sont indiquées dans le premier et dans le second compte-rendu. Cependant les résultats qui me paraissent avoir de l'intérêt et de l'importance se rapportent à l'inspiration *courte et précipitée* ou *inspiration spasmodique* indépendante de la pneumonie ou de toute autre complication pulmonaire. Ce symptôme attira mon attention en faisant l'analyse du premier groupe de cas, mais il fut observé avec plus de soin ensuite et étudié scrupuleusement dans la seconde et dans la troisième analyse.

Dans le second groupe, l'espèce d'aberration mentionnée ci-dessus se manifesta dans 10 cas, dont 4 étaient des fièvres typhoïdes, 4 des cas de typhus, et 2 furent jugés douteux quant au type.

On l'observa dans 6 des cas formant le troisième groupe, savoir : dans 4 cas de fièvre typhoïde et dans 2 de typhus.

Le nombre des cas dans lesquels il fut constaté dans les deux groupes réunis est 16. Juste dans la moitié de ces cas, la mort par le coma suivit l'apparition de ce symptôme, à une période qui varia entre douze heures et quatre jours; ce n'est que dans un seul exemple que la vie fut prolongée pendant ce dernier laps de temps. Dans plusieurs des cas mortels, quand on s'apercevait tout d'abord que la respiration était courte et précipitée, la maladie paraissait avancer d'une manière satisfaisante, aucun symptôme sinistre ne précédant ni n'accompagnant cette altération du rhythme de la respiration; mais bientôt après, suivait une somnolence qui dégénérait en stupeur et en coma, avec difficulté de déglutition, accélération du pouls, ce dernier ne s'éteignant pourtant qu'un peu avant la mort.

Des symptômes graves suivirent presque toujours cette altération quand elle se manifesta indépendante d'une complication pulmonaire.

De ces deux faits on pourrait conclure qu'une inspiration courte et précipitée qui n'est pas due à une cause appréciable située dans les organes pulmonaires, est de mauvais augure dans le cours d'une fièvre; le médecin devra donc faire en sorte d'empêcher un coma soudain, qu'il est possible de détourner, quand il est ainsi prévu. On est fondé à croire que dans quelques-uns des cas qui n'ont pas été suivis de la mort après la manifestation de ce symptôme, on a dû cette heureuse issue à la possibilité d'avoir prévu le danger, et à une prompte vésication sur la *nuque*.

Les détails des 16 cas dans lesquels cette aberration a

été observée sont donnés dans le second et dans le troisième compte-rendu. Les reproduire ici en entier occuperait trop de place, je me contenterai donc d'en extraire deux des cas les plus frappants parmi les cas mortels, comme éclaircissements.

1er Cas. — On remarqua que l'inspiration était spasmodique, le treizième jour; jusque-là la maladie avait suivi une marche modérément graduée. L'inspiration spasmodique ne fut observée qu'après la visite du matin. Elle augmenta dans la journée, accompagnée de difficulté de déglutition et de somnolence. Le matin du quatorzième jour, le malade était dans un état comateux et moribond, et il mourut à une heure.

2e Cas. L'inspiration spasmodique fut remarquée le sixième jour après l'entrée du malade à l'hôpital; jusqu'à cette époque, aucun symptôme de mauvais augure ne s'était manifesté. Au moment où l'on s'aperçut que l'inspiration était courte et précipitée, il y avait de la disposition à la somnolence, mais le malade était facilement ranimé et n'éprouvait pas de difficulté pour la déglutition. Sa mort arriva à onze heures du matin, le même jour. La somnolence avait augmenté et était dégénérée en coma, la déglutition était devenue de plus en plus pénible, le pouls faible, mais cependant perceptible au poignet, encore quelques instants avant la mort.

Je ne saurais fournir des données pour arriver à aucun résultat défini en ce qui concerne la condition pathologique de l'encéphale dans ces cas. On s'assura dans deux cas que l'œdème de la glotte n'existait pas, mais on ne pouvait soupçonner l'existence de cette lésion, d'après le caractère de l'aberration des mouvements respiratoires.

HUITIÈME SECTION.

Symptômes relatifs à la circulation.

Sous ce titre, est consigné en forme de table dans les deux premiers comptes-rendus, le nombre des pulsations une fois ou deux par jour, pendant le cours fébrile de la maladie, dans 57 cas de fièvre typhoïde et 21 de typhus. On y trouve aussi la fréquence moyenne des pulsations dans chaque cas; puis dans les cas réunis des deux types; dans les cas qui ont été suivis de la mort et dans ceux où la guérison s'est effectuée. Dans le troisième compte-rendu, on n'a indiqué que la fréquence moyenne dans les cas de chaque type, dans ceux qui ont été mortels et dans ceux où la guérison a pu être effectuée.

La fréquence moyenne proportionnelle des pulsations dans les cas non mortels des trois groupes est ainsi qu'il suit :

*	1er Groupe.	2e Groupe.	3e Groupe.
Fièvre typhoïde.	95	91	93
Typhus.......	105	108	104

Total : dans les cas de fièvre typhoïde 93; dans ceux de typhus 105 $\frac{2}{3}$.

La fréquence moyenne proportionnelle dans les cas mortels du premier et du second groupe est ainsi qu'il suit :

	2e Groupe.	3e Groupe.
Fièvre typhoïde.	110 1/2	110
Typhus.......	126	113 1/2

Dans les cas de fièvre typhoïde des deux groupes réunis, à peu près 110; dans ceux de typhus, à peu près 121.

Ainsi donc les résultats de chaque analyse montrent plus

* Les fractions sont négligées.

de fréquence proportionnelle dans les cas de typhus que dans ceux de fièvre typhoïde, et plus de fréquence aussi dans les pulsations des cas mortels que dans les autres; la dissemblance entre les deux types étant sensible dans les premiers comme dans les derniers.

De plus, c'est dans les cas de typhus qu'on a remarqué la plus grande fréquence du pouls; dans ceux qui ne furent pas mortels le maximum des pulsations a été de 156; le nombre le plus élevé ensuite a été 148; dans aucun cas de fièvre typhoïde on n'a vu le pouls s'élever même à ce dernier point.

En examinant les tables qui indiquent la fréquence journalière du pouls, on voit que ce symptôme subit fréquemment des variations considérables pendant le cours de la maladie. Une augmentation notable, à moins qu'elle ne fût de passagère durée, signalait ordinairement quelque événement important d'un caractère sinistre, tel que l'invasion de la pneumonie, la perforation des intestins, ou un changement soudain dégénérant en coma.

Règle générale, la fréquence du pouls indiquait la gravité de la maladie, mais on rencontra des exceptions.

Le pouls restait quelquefois plus ou moins précipité après l'entrée en convalescence; d'autres fois, dans d'autres exemples, au moment de la convalescence ou peu avant, il y eut une diminution de pulsations, le nombre en fut même inférieur quelquefois à celui qu'on a en santé. Cette diminution dans quelques cas où il y avait eu une accélération peu sensible auparavant, montre que la vitesse moyenne du pouls, pendant le cours de la maladie, dépassait peu celle des pulsations d'une personne en santé; j'ai même vu les pulsations diminuer assez pour ne pas égaler le nombre de celles-ci.

Les tables du second compte-rendu qui indiquent le nombre journalier des pulsations, présentent des variations qui survinrent souvent dans la même journée. Dans quelques-uns des cas, la plus grande fréquence relative avait lieu le matin, dans d'autres le soir. En tant que le pouls peut servir d'indice pour estimer les exacerbations fébriles, ces variations se montraient entièrement dépourvues d'uniformité ou de régularité dans leur manifestation. Mes observations, aussi loin qu'elles ont pu s'étendre, m'ont prouvé que les exacerbations diurnes, pendant la marche de la fièvre continue, ne sont pas, à beaucoup près, aussi fréquentes qu'on serait porté à le croire, d'après les écrits de plusieurs auteurs.

NEUVIÈME SECTION.

Symptômes (les éruptions non comprises) relatifs à la peau.

On a fait dans le premier compte-rendu l'énumération des cas des deux types qui ont été caractérisés par la sueur et la moiteur de la peau; on a indiqué le nombre de fois que la sueur a été observée dans le même cas; le nombre d'exemples dans lesquels ce symptôme s'est manifesté au début de la convalescence ou peu avant.

Le second compte-rendu contient les mêmes statistiques, et de plus, pour montrer les variations relatives à la condition de la peau de jour en jour, les relations quotidiennes de 24 cas de fièvre typhoïde et de 8 cas de typhus sont arrangées en forme de table. On a interrogé ces cas pour constater quel effet apparent la manifestation de la transpiration produisait sur la maladie.

Fièvre typhoïde. — Une sueur plus ou moins abondante se manifesta, une ou plusieurs fois, pendant le cours de la fièvre, *indépendamment des circonstances où elle coïncidait soit avec la convalescence soit avec l'état d'agonie, ou en était l'avant-coureur*, dans 14 cas du premier groupe sur

27; et dans 14 cas du second sur 24. Total : dans 28 cas sur 51. Dans 8 des cas du premier groupe et 7 de ceux du second, elle se manifesta plus d'une fois. Dans 5 cas, deux fois seulement; dans 1 cas, trois fois, et dans les autres 9 cas, plusieurs fois.

Typhus. — Dans le premier groupe, elle se manifesta dans 5 cas sur 12; dans le second, dans 3 cas sur 8. Total: dans 8 cas sur 20. Elle eut lieu plus d'une fois dans 4 des 5 cas du premier groupe et dans 2 des 3 cas du second.

Fièvre typhoïde. — De la moiteur, c'est-à-dire une transpiration pas assez abondante pour être qualifiée du nom de sueur, fut observée plus ou moins fréquemment dans 10 cas du premier groupe sur 27, et dans 17 cas du second sur 24. Total : dans 27 cas sur 51.

Typhus. — De la moiteur fut observée dans 2 cas du premier groupe sur 12, et dans 4 cas du second groupe sur 8. Total : dans 6 cas sur 20. La manifestation de la transpiration sous ses deux formes, c'est-à-dire, sous celle de la sueur et de la moiteur, appartient également aux cas des deux types, ou du moins ils présentent peu de différence sous ce rapport.

Le premier compte-rendu et le second n'indiquent pas le nombre de cas dans lesquels on n'observa ni sueur ni moiteur; il en est autrement du troisième, mais comme on l'a déjà expliqué, l'énumération s'applique à la sueur et à la moiteur tout ensemble. Si l'on considère le troisième groupe, on verra que la sueur, se manifestant tantôt une fois, tantôt plusieurs, a été observée dans 20 cas de typhus sur 42, et dans 7 cas de fièvre typhoïde sur 14.

Je dois faire remarquer que dans les énumérations précédentes, les cas où la sueur ou la transpiration s'est manifestée peu avant la mort ou à l'époque de la convalescence, ne sont pas compris. Quant à ce qui concerne la relation qui existe entre la manifestation de ces symptômes et la fin de la maladie, soit par la mort, soit par la guérison, il importe de comparer les résultats ci-dessus avec les énumérations du nombre d'exemples dans lesquels on les a vus accompagner ou précéder immédiatement la convalescence ou l'agonie. Le troisième compte-rendu contient seul des déductions exactes, sur ce point. Retranchant d'abord les cas mortels de 28 cas de typhus de ce groupe, qui furent caractérisés par la transpiration, à une ou plusieurs reprises, pendant que les malades étaient sous nos yeux, on trouve que dans 11 cas, elle a eu lieu à l'époque de la convalescence ou peu de temps avant. En d'autres termes, dans 17 cas sur 37, la manifestation de la sueur ou de la moiteur ne fut pas suivie de la convalescence; et d'autre part, dans 11 cas sur 37, la convalescence fut accompagnée soit de sueur soit de moiteur. Dans 5 cas de fièvre typhoïde, dans lesquels on remarqua de la transpiration et qui furent suivis de la guérison, la convalescence ne survint pas une seule fois immédiatement après la sueur. Ces faits viennent à l'appui de ce qui est dit en termes généraux dans les deux premiers comptes-rendus; savoir : que dans la plupart des cas la sueur ou la moiteur se manifesta sans précéder, de quelque temps, la convalescence. Dans le second compte-rendu, les tables contiennent des données pour vérifier ce fait avec une exactitude numérique.

La balance des probabilités considérées séparément, et relatives aux cas où la transpiration s'est manifestée, pendant le cours d'une fièvre continue, ne penche pas à faire espérer la convalescence; et cette conclusion doit détourner de l'idée de tâcher de hâter la convalescence, en employant des moyens artificiels pour provoquer la sueur ou la moiteur.

On a remarqué que la mort a été accompagnée de

transpirations dans 3 des 5 cas mortels de fièvre typhoïde du troisième groupe; et dans 2 des 5 cas mortels de typhus du même groupe. Total exactement dans la moitié des 10 cas.

Relativement à la gravité que ce symptôme peut faire attribuer à la maladie, ou, en d'autres termes, pour juger quel en est le pronostic, nous fixerons notre attention sur les cas mortels dans lesquels il s'est manifesté, mis en opposition avec ceux qui se sont terminés par la guérison. Les résultats, sous ce rapport, sont comme il suit :

La sueur s'est manifestée dans 4 cas du *premier* groupe sur 9, et dans 5 cas du *second* groupe sur 11.

Total, dans 9 cas sur 20.

La moiteur, dans 3 cas du *premier* groupe sur 9, et dans 4 cas du *second* groupe sur 11. La légère différence qui existe dans ces résultats est digne de remarque. Dans le *troisième* groupe, tantôt la sueur, tantôt la moiteur se sont manifestées dans 5 cas sur 10. On doit avoir présent à l'esprit que, dans les énumérations qui viennent d'être faites, les cas où la transpiration a accompagné ou précédé immédiatement l'agonie ne sont pas compris.

Il paraît donc que la transpiration est survenue à peu près dans le même nombre de cas mortels à différentes périodes du cours de la maladie, qu'à la fin de l'existence. Il paraît aussi qu'aucune différence sensible ne s'est présentée entre les cas mortels ou non mortels dans lesquels la transpiration a eu lieu. On peut en conclure qu'elle n'a pas beaucoup d'importance comme indice de la gravité de la maladie, ou, différemment, qu'elle est d'un pronostic qui n'a pas droit à beaucoup d'attention.

Les points qu'embrasse ce sujet ayant, sinon de l'importance, du moins un grand intérêt sous le rapport des recherches à faire, un autre mode d'interroger les faits fut adopté dans la troisième analyse. Il consistait à examiner dans tous les cas ce qui se passait immédiatement avant et après la manifestation de la transpiration, afin de s'assurer si ce symptôme ne se liait à aucun changement sensible dans la gravité de la maladie. Le pouls fut jugé être un critérium du degré de la gravité de la maladie, qui pouvait remplir le but. Le troisième compte rendu contient la table d'une série de cas, qui indique dans des colonnes parallèles la fréquence qu'avait le pouls le jour de la manifestation de la sueur et le jour d'après. Les résultats donnés dans cette table sont ceux-ci : dans 9 cas sur 14, il y eut plus ou moins de diminution dans le nombre des pulsations, le jour où la sueur survint, comparativement au jour précédent. Cette diminution fut même quelquefois très-considérable; dans un cas, elle fut de 32 pulsations par minute; dans un autre, de 22, et dans un troisième, de 16. Le pouls n'est resté le même que dans un cas, mais dans quatre cas il a augmenté de fréquence, et, ce qui est très-curieux, c'est que, dans chacun de ces quatre cas, l'augmentation a été considérable; elle a été de 10 pulsations dans deux cas, de 18 pulsations dans un, et de 26 pulsations dans un autre.

Dans 10 cas sur 14, la diminution de la fréquence des pulsations, le jour d'après la transpiration, comparativement avec celle du jour précédent, a été plus ou moins considérable. La plus grande diminution a été de 32 pulsations, la suivante de 28, celle d'après de 20, et une autre encore de 14. Dans deux cas le pouls fut plus fréquent le jour suivant que celui où la transpiration s'était manifestée, et dans ces deux cas il fut plus fréquent le jour de la transpiration que le jour précédent. L'augmentation, évaluée en chiffres, fut, dans ces deux cas, ainsi qu'il suit : le jour de la transpiration, dans l'un, de 18 pulsations; dans l'autre, de 10. Le lendemain de la transpiration, dans l'un, de 30 pulsations; dans l'autre, de 18.

La diminution moyenne qui eut lieu le jour de la transpiration fut de 12 pulsations, celle du lendemain de 15.

Dans un exemple, la fréquence augmenta le jour de la transpiration, et diminua le jour suivant.

On doit se rappeler qu'en faisant la table qui contient des données pour ces énumérations, on a exclu les cas mortels et ceux où la transpiration s'est manifestée à l'époque de la convalescence ou peu avant.

Ces résultats paraissent certainement établir que, dans la plus grande partie des cas, la transpiration amène de l'amélioration ou en est l'avant-coureur, en tant que le pouls peut servir de règle. Ce symptôme semble être souvent lié à un abaissement d'intensité de la maladie, quoique d'après les statistiques précédentes, il ne paraisse pas avoir un rapport direct à la convalescence, ni devoir être considéré attentivement comme pronostic. Ces résultats peuvent sans doute encourager l'usage des remèdes diaphorétiques, puisque tâcher de diminuer l'intensité d'une maladie est un but de légitime thérapeutique, quand on ne peut l'arrêter ou en abréger la durée. Après avoir si longuement exposé les faits précédents, appartenant à la transpiration, je me contenterai d'indiquer en termes généraux, les résultats relatifs à la condition de la peau sous les autres points de vue.

Une sécheresse anormale de la surface, variant en degré et en durée, fut observée dans une grande majorité des cas. Sur les 30 cas de fièvre typhoïde du premier groupe, cette condition n'a manqué, pendant la marche de la maladie, que dans 4, ainsi que dans 1 cas de typhus du même groupe.

Dans quelques cas cette condition s'est manifestée très-tôt pendant la maladie, et a persisté pendant tout son cours; dans d'autres exemples, elle ne fut observée que lorsque la maladie avait déjà fait du progrès, et généralement à des intervalles plus ou moins rapprochés.

Comme ce symptôme appartient aux diverses affections où il y a mouvement fébrile, il a peu de signification pathologique dans la fièvre continue.

La température de la peau, au toucher, était plus ou moins élevée, pendant le cours de la maladie, dans la plupart des cas. Cette règle n'a pas cependant été sans exceptions. Dans quelques cas la chaleur, pendant que les malades étaient sous notre observation, ne parut jamais dépasser le degré qu'elle atteint chez une personne en santé.

L'élévation de température fut ordinairement liée à de la sécheresse, mais quelquefois de la moiteur et même de la sueur coexistèrent. Dans quelques cas, l'augmentation de chaleur de la surface dura invariablement pendant tout le cours de la maladie; dans d'autres, elle se manifesta par intervalles et fut d'une durée irrégulière.

Cette sensation intense et mordante de chaleur, dépeinte par les auteurs sous le nom de *calor mordicans*, ne fut remarquée que dans très-peu d'exemples, et on ne trouva pas qu'elle fût un signe distinctif du type typhus, comme quelques-uns l'ont considérée.

L'ulcération grangréneuse de la peau ne s'est manifestée que dans un seul cas du premier groupe (type typhus); dans deux cas du second groupe (l'un de fièvre typhoïde, l'autre de type douteux), et l'on n'en cite aucun exemple dans le troisième compte-rendu.

L'érythème des hanches et des épaules a été observée dans plusieurs cas; mais avec l'usage des astringents et des oreillers à air, elle a disparu sans laisser de suites fâcheuses.

L'érysipèle n'a été observé dans aucun cas.

DIXIÈME SECTION.

Symptômes relatifs au système genito-urinaire.

Les observations qui ont été faites sur ce sujet sont très-peu étendues. L'urine ne fut examinée que dans un petit nombre de cas, et encore fut-ce imparfaitement. On remarqua de temps en temps qu'elle déposait de l'urate d'ammoniaque, à diverses époques de la marche fébrile. On y trouva dans plusieurs exemples de l'albumine.

Dans plusieurs autres il y eut une difficulté pour uriner qui alla quelquefois jusqu'à la rétention, et exigea l'emploi de la sonde.

Voici tous les faits appartenant au système genito-urinaire qui soient mis en évidence par les analyses.

ONZIÈME SECTION.

Durée de la maladie. — Phénomènes consécutifs. — Genre de mort. — Mortalité.

En déterminant la durée du cours fébrile, dans une série de cas, il est nécessaire, bien entendu, de fixer des points certains qui marquent le commencement et la fin de la fièvre. J'ai déjà eu l'occasion d'établir que l'époque de son commencement coïncidait dans notre service avec celle où le malade se mettait au lit. Il est difficile de trouver une circonstance bien marquée qui puisse servir à indiquer, de la même manière, la date de la convalescence. Cette dernière ne peut être déterminée, dans des cas individuels, que par le jugement qui décidera d'après l'ensemble des symptômes; et comme, dans la plupart des cas, il ne survient aucun changement soudain qui constitue une époque bien précise, à laquelle on puisse commencer à dire qu'il y a guérison, il en résulte qu'il n'est pas toujours facile de préciser avec certitude la durée de la maladie. Dans tout ce qui tient à la pratique, on peut atteindre une exactitude suffisante, mais la question de savoir, par exemple, si la fièvre a fini un jour *critique* ou un jour *non critique*, est impossible à résoudre dans la grande majorité des cas, pour la raison que je viens de donner.

La difficulté de déterminer à un jour près, la durée de la maladie, rend empêché d'adopter ou de désapprouver l'ancienne doctrine sur les jours critiques.

Des statistiques faites par différentes personnes, également dignes de foi, différeraient probablement sous ce point; parce que la fin, de même que l'invasion de la maladie, est rarement assez bien définie pour qu'un jour sur deux ou trois ne puisse se retrancher; donc une disposition à croire ou à nier la doctrine aurait un biais qui ne manquerait presque jamais de guider la préférence, ou des jours critiques ou des jours non critiques, suivant les préjugés de l'observateur.

Des statistiques relatives à ce sujet, ont été, en effet, mises en opposition; le docteur Welch, d'Édimbourg, ayant trouvé des statistiques évidemment en faveur de la doctrine des jours critiques, et le docteur Davidson, de la même ville, ayant trouvé des statistiques qui y étaient opposées.

En déterminant la durée de la maladie dans les cas que j'ai analysés, je ne prétends pas à une exactitude rigoureuse, mais seulement à une approximation, d'ailleurs suffisante à la pratique et qui exclut la doctrine que je viens de mentionner.

Dans une grande partie des cas, on n'a pu constater précisément l'époque à laquelle les malades avaient pris le lit; la maladie ayant déjà duré plus ou moins longtemps lorsqu'ils entrèrent à l'hôpital.

Voici la durée moyenne de la maladie dans les cas qui ont été suivis de la guérison :

Fièvre typhoïde.	1er Groupe. Un peu moins de 17 jours dans 13 cas.	2e Groupe. 13 jours dans 11 cas.	3e Groupe, Un peu plus de 18 jours dans 18 cas.
Maximum.	28 jours.	23 jours.	23 jours.
Minimum.	5 jours.	11 jours.	8 jours.

Durée moyenne totale dans 42 cas, environ 16 jours.

Typhus........	1er Groupe. Un peu moins de 15 jours dans 5 cas.	2e Groupe. Un peu plus de 13 jours dans 6 cas.	3e Groupe. 15 jours 1/2 dans 34 cas.
Maximum......	19 jours.	18 jours.	26 jours.
Minimum.	9 jours.	9 jours.	9 jours.

Durée moyenne totale dans 45 cas, un peu plus de 14 jours.

On remarquera que dans les cas de fièvre typhoïde du second groupe, la durée moyenne est moindre de plusieurs jours que dans les deux autres groupes. L'explication de ce fait sera donnée plus loin sous un autre titre. Il y a matière à croire que dans ce groupe étaient compris un certain nombre de cas de « *Relapsing fever.* » C'est une espèce de fièvre caractérisée entre autres points par une courte marche fébrile, non compris les rechutes qui ont lieu ensuite.

A part le groupe dont nous venons de parler, la durée proportionnelle a été plus longue dans les cas de fièvre typhoïde que dans les cas de typhus. Même en comprenant ce groupe, la durée moyenne de la maladie, dans les trois groupes réunis, est plus grande dans les cas de fièvre typhoïde. Les résultats précédents appartiennent aux cas non mortels, il reste maintenant à indiquer la durée dans les cas mortels :

	1er Groupe.	2e Groupe.	3e Groupe.
Fièvre typhoïde.	13 jours 1/2 dans 4 cas.	41 jours dans 1 cas.	21 jours 1/3 dans 5 cas.
Maximum......	26 jours.	41 jours.	18 jours.
Minimum.......	9 jours.	41 jours.	9 jours.

Durée moyenne totale, un peu plus de 25 jours.

	1er Groupe.	2e Groupe.	3e Groupe.
Typhus........	10 jours dans 2 cas.	9 jours dans 2 cas.	12 jours 1/2 dans 5 cas.
Maximum.....	9 jours.	13 jours.	18 jours.
Minimum......	9 jours.	7 jours.	9 jours.

Durée moyenne totale, environ 10 jours.

Ainsi, dans les cas mortels comme dans ceux qui se sont terminés par la guérison, la durée de la maladie a été plus courte dans les cas de typhus que dans ceux du type typhoïde; la différence développée par l'analyse des premiers étant du reste plus grande que celle qui fut développée par l'analyse des derniers.

Le premier compte-rendu expose, en forme de table, la durée de la maladie depuis l'invasion jusqu'à la convalescence; le nombre de jours écoulés depuis l'admission à l'hôpital jusqu'à la convalescence; la durée, depuis l'époque de la convalescence jusqu'au départ de l'hôpital et la longueur du séjour à l'hôpital. Les seuls résultats compris sous ces dénominations qui me paraissent avoir de l'intérêt, sont ceux qui suivent :

La durée moyenne de la maladie dans les deux types, à dater de l'époque de l'admission à l'hôpital jusqu'à la convalescence, offre moins de différence que celle qu'on observe lorsqu'on examine la durée depuis la date de l'invasion de la maladie, jusqu'à la convalescence. Cette différence tient probablement à ce que, dans les cas de typhus, les symptômes assument plus tôt un caractère de gravité et portent le malade ou ses amis à chercher le soulagement de l'hôpital. Ainsi, quoique le cours de la maladie soit moins long dans la grande majorité des cas de typhus que dans ceux de fièvre typhoïde, les malades restent presque aussi longtemps à l'hôpital, avant leur convalescence, parce qu'ils y entrent quand la maladie est moins avancée.

Puis, en comparant les cas d'hôpitaux des deux types, sous le rapport de la durée, depuis la convalescence jusqu'à l'époque de la sortie des malades, on a trouvé que cette période est plus longue dans les cas de typhus que dans ceux de fièvre typhoïde; le nombre moyen de jours étant 10 $\frac{5}{13}$ dans les cas de fièvre typhoïde, et 16 $\frac{3}{7}$ dans ceux de typhus.

Ce résultat tend à prouver que l'économie se remet plus promptement des effets de la fièvre typhoïde que de ceux du typhus, ou, pour mieux dire, que ce dernier, quoique le cours en soit moins long, a une plus grande influence sur l'organisme. Parmi les phénomènes qui se sont manifestés au moment de la convalescence ou peu avant, on n'a rien observé qui puisse être considéré comme événement critique, à moins qu'on ne regarde comme tel la transpiration qui eut lieu dans un certain nombre des cas.

La convalescence a été accompagnée par la transpiration, d'une manière plus ou moins sensible, dans 9 cas du premier groupe sur 42. Mais quand on considère dans quelle quantité de cas la sueur ou la moiteur de la surface est survenue, pendant le cours de la maladie, avant la convalescence (savoir dans 23 cas sur 47), il ne semble pas qu'on soit fondé à attribuer à cet événement une grande influence dans la détermination d'une solution favorable, en admettant toutefois qu'on puisse lui en attribuer aucune. D'après la fréquence de sa manifestation n'agissant du reste pas sur la convalescence, on peut s'attendre d'après la loi des probabilités, à la rencontrer dans à peu près un cinquième de n'importe quel nombre de cas, au moment de la convalescence ou à son approche; la seule relation qu'elle ait avec cette période de la maladie étant une coïncidence d'époque.

Sous le rapport des accidents consécutifs, peu de faits intéressants ou importants sont relatés dans les analyses, car les malades cessèrent, pour la plupart, d'être sous notre observation, dès qu'ils furent assez convalescents pour quitter l'hôpital. Les conséquences indiquées dans les relations sont celles qui se présentèrent pendant la convalescence et sont, de plus, peu nombreuses. Une excitation d'idées poussée jusqu'au délire caractérisa un cas. Dans un autre il y eut des paroxysmes d'hystérie. Dans trois cas, la maladie fut suivie d'abcès, dans trois autres de furoncles, et dans un autre encore d'*ecthyma*. Un cas de typhus fut suivi d'une dyssenterie qui fut mortelle.

La seconde analyse a développé certains résultats relatifs aux *rechutes*, dont j'aurai l'occasion de m'occuper en arrivant à une autre division de l'ouvrage. Je citerai ici un extrait du second compte-rendu, relatif à ce sujet.

« *Rechutes.*—Les faits contenus dans les relations des cas et qui sont relatifs aux *rechutes*, ou en d'autres termes au retour du mouvement fébrile, plusieurs jours après l'entrée apparente en convalescence, et avec plus ou moins des symptômes appartenant au cours primitif de la fièvre, offrent un contraste frappant avec les résultats développés dans la première analyse.

Il est dit dans le premier compte-rendu que dans aucun cas il n'y eut de *rechute*, et j'ai ajouté que je n'avais jamais été témoin de ce qui peut réellement être qualifié du nom de *rechute*, après la fin du cours fébrile. D'après les observations que j'avais faites jusqu'au moment où j'ai écrit ce compte-rendu, je m'étonnais toujours de ce que quelques auteurs assuraient, que les malades qui avaient eu une fièvre continue, étaient sujets aux *rechutes*. Pendant la durée des cas qui forment la collection présente, mon attention fut souvent attirée par ce fait; je remarquai que, pendant la convalescence, et même lorsque les malades allaient assez bien pour rester levés et marcher dans la salle, ils étaient parfois attaqués d'un mouvement fébrile, souvent accompagné de frissons, de manque d'appétit, de délire, etc.

Ces symptômes continuaient ainsi pendant quelques jours, puis les malades entraient de nouveau en convalescence. Dans quelques cas j'étais disposé à attribuer ce retour de la fièvre à quelque imprudence dans le régime, à un excès d'exercice ou à un refroidissement, mais il eut lieu dans de certains cas où ces causes ne pouvaient exister. Quant au traitement pendant la convalescence, les malades jouissaient du privilége des mêmes précautions et des mêmes soins que ceux dont les relations des maladies constituent le premier groupe, et dans ce dernier il n'y eut pas de *rechute* dans un seul cas. De plus, le mouvement fébrile et les symptômes qui l'accompagnaient étaient bien au delà de ce qui pourrait résulter d'imprudences de cette nature. En effet, les malades paraissaient en proie à un second cours de fièvre de peu de durée. Cette *rechute* de fièvre a été constatée dans 15 cas sur 48. »

Le détail succinct de *la rechute* dans chacun de ces quinze cas est donné dans le compte rendu.

Au moment où l'extrait qui a précédé celui-ci a été écrit, je ne connaissais pas encore les opinions du docteur Jenner et de quelques autres auteurs anglais au sujet d'une variété ou d'une espèce distincte de fièvre continue, désignée sous le titre de « Fièvre à rechute [1] ». Les cas du second groupe qui furent caractérisés par des rechutes ont été par la suite analysés séparément, et les

1. Relapsing Fever.

résultats ont été indiqués dans une autre partie de l'ouvrage. J'y consacrerai quelques pages dans ce *résumé* sous un autre titre.

Je dois ajouter qu'aucun des cas du troisième groupe n'offrit cette particularité.

Genre de mort. — En distinguant deux genres de morts, savoir : par apnée et par asthénie, les résultats relatifs à ce point ont été dans les cas mortels des trois groupes réunis, ainsi qu'il suit :

Fièvre typhoïde. — Sur 17 malades, 7 moururent par apnée et 10 par asthénie.

Typhus. — Sur 12 malades, 7 moururent par apnée et 5 par asthénie.

Ainsi, aussi loin que vont mes observations, j'ai remarqué que la majorité des morts dans la fièvre typhoïde ont lieu par asthénie, tandis que dans le typhus c'est par apnée.

Mortalité. — La mortalité, dans les cas du premier groupe, a été d'un peu plus de 21 personnes sur cent; dans ceux du second, d'un peu plus de 22 sur cent ; et dans le troisième, de 17 sur cent[1].

Total : sur 165 cas, 33 furent mortels.

La comparaison des deux types sous le rapport de la mortalité donne les résultats suivants : la mortalité a été légèrement plus grande dans le typhus, dans les cas du premier groupe; dans ceux du second groupe, elle a été beaucoup plus grande dans le typhus (comme $\frac{2}{5}$ sont à un peu moins que $\frac{1}{4}$). Dans ceux du troisième groupe, elle a été plus grande dans la fièvre typhoïde (comme $\frac{5}{14}$ sont à $\frac{6}{12}$).

En supposant que le traitement et les conditions hygiéniques aient été également favorables aux cas des trois

1. Un cas mortel n'appartenant pas aux groupes a été ajouté pour embrasser toutes les morts qui ont eu lieu pendant que ces cas furent observés.

groupes, ces résultats prouvent un fait que les observations d'autres auteurs ont établi déjà, c'est que, la tendance de cette maladie à être mortelle, par des causes inappréciables, est plus prononcée à de certaines époques qu'à d'autres. Ils prouvent, de plus, qu'un type de cette maladie peut avoir plus de tendance à être mortel que l'autre, à la même époque et dans le même endroit.

Dans les trois groupes des deux types réunis, voici quelle a été la mortalité : sur 73 malades attaqués de la fièvre typhoïde, 18 moururent; sur 65 attaqués du typhus, 12 moururent. L'examen du nombre de morts dans le même groupe, pendant les divers mois où les cas furent observés, indique une différence sensible dans la tendance à la mort. Ainsi, dans les cas qui constituent le second groupe, sur 11 cas de fièvre typhoïde qui eurent lieu dans le mois d'octobre, 4 furent mortels; sur 8 cas qui eurent lieu en novembre, pas un seul ne fut mortel; et sur 8 cas qui se manifestèrent en décembre, trois furent mortels. Deux cas de typhus, qui furent constatés en octobre, furent l'un et l'autre mortels; deux cas qui se manifestèrent en décembre, furent suivis de la guérison, et sur 5 des cas du mois de mars, 2 furent mortels. Les faits relatifs aux cas qui forment le troisième groupe, sont encore plus frappants.

Pendant la première moitié de mon service annuel, c'est-à-dire pendant les mois d'octobre, de novembre et de décembre, j'avais traité vingt-quatre cas sans avoir eu un seul mort; pendant le mois de janvier, cependant, sur 14 cas, 7 furent mortels. On a peine à croire que cela tienne simplement au hasard, et si cela n'en dépend pas, il faut admettre qu'il a existé pendant ce mois, par des causes tout à fait inexplicables, une tendance extraordinaire des cas de fièvre à être mortels, dans les deux types.

DOUZIÈME SECTION.

Altérations pathologiques observées après la mort.

Pour des motifs qu'il n'est pas nécessaire d'expliquer, on n'a pu étendre les investigations de l'autopsie autant qu'on l'aurait désiré dans les cas mortels. La condition du petit intestin étant d'un grand poids relativement au sujet de l'identité ou de la non-identité des deux types, le typhus et la fièvre typhoïde, on l'examina attentivement dans chaque autopsie et l'on prit note des apparences. Les seuls résultats qui présentent de l'importance ou de l'intérêt dans les comptes-rendus, sont relatifs à la partie de l'organisme dont je viens de parler. Les résultats, développés par les trois analyses, sous le rapport des lésions intestinales sont succinctement passés en revue dans un extrait du troisième compte-rendu. En faisant cette brève récapitulation, je dois dire que les apparences morbides des cas qui furent examinés *post mortem*, sont dépeintes dans les divers comptes-rendus : « Les trois comptes-rendus contiennent les détails de l'état du petit intestin dans vingt-deux cas. Sur ces 22 cas, 13 étaient du type typhoïde, 8 du type typhus, et dans un cas le malade avait passé tour à tour d'un type à l'autre. »

« Dans chacun de ces cas, le diagnostic fut fait pendant la vie et basé sur une évidence non équivoque. Dans presque tous les cas, les symptômes distinctifs comprenaient les particularités de l'éruption. Il est impossible de douter que dans toutes les circonstances, la relation *ante mortem*, sans compter les apparences *post mortem*, n'ait pleinement justifié la détermination du type. J'insiste sur ce point, car il est évident que quand on procède à des observations dans le but de constater quelles sont les lésions qui distinguent un type de l'autre, il est nécessaire de s'appuyer positivement sur le diagnostic des cas individuels, indépendants des lésions à la recherche desquelles on s'applique. »

« Quelles sont les apparences morbides qu'on a remarquées dans les cas de typhus? Suivant l'examen des sept cas de ce type, les plaques de Peyer ont en quelque sorte à peine changé, l'altération paraissant consister en un *léger* degré d'hypertrophie, qui avait amené leur développement au point de les rendre bien visibles. Dans quelques cas, les plaques étaient couvertes de points noirs, donnant lieu à ce qu'on a appelé l'apparence *de barbe rasée*. Parfois les glandes solitaires offraient le même développement, et les glandes du mésentère étaient légèrement augmentées de volume. Dans aucun cas de typhus, les apparences n'ont dépassé celles que je viens de décrire, mais plus ou moins de ces apparences ont été observées. Il est important que ces deux faits soient présents à l'esprit. Ces résultats démontrent suffisamment la fausseté du principe qui dit que les plaques de Peyer et les glandes du mésentère ne sont pas affectées dans le typhus. Aussi loin que s'étendent ces résultats, ils prouvent, au contraire, que les plaques de Peyer sont toujours affectées, mais ils ne fournissent la preuve que d'un certain degré de changement morbide, qui consiste simplement, à en juger par les apparences les plus évidentes, en un léger développement anormal ou en hypertrophie. D'autre part, quelles sont les apparences morbides dans les cas de fièvre typhoïde? Dans chacun des exemples de ce type, les plaques de Peyer présentaient une *altération notable*; le changement ne consistait pas simplement en un léger développement, mais en une augmentation considérable, qui faisait dépasser aux plaques le niveau de la membrane muqueuse environnante, de plusieurs lignes; ou bien en excavations dans lesquelles on apercevait l'enveloppe muqueuse et les follicules plus ou moins détruits. La surface de ces excavations avait quelquefois un aspect granuleux et ulcéré; dans d'autres cas, elle était couverte d'une membrane mince comme un tissu séreux; généralement les glandes solitaires étaient aussi le siége d'excavations semblables, ou étaient considérablement augmentées. Les glandes du mésentère étaient toujours beaucoup plus augmentées de volume que dans les cas de typhus; dans quelques exemples elles étaient même fort grosses. Ces apparences nous font voir dans les cas de fièvre *typhoïde*, un dépôt morbide qui a lieu à une époque peu avancée de la maladie et en grande abondance dans les plaques de Peyer, et dans les cas de typhus, il y a simplement tuméfaction. Elles nous montrent à une période plus avancée de la fièvre typhoïde, une escarre des plaques dilatées par le dépôt morbide, ce qui fait que les excavations ulcérées s'étendent jusqu'à la tunique musculaire et amènent quelquefois la rupture et la perforation; et à une époque plus avancée encore, nous voyons ces excavations plus ou moins en voie de se cicatriser et de se remplir; tandis que, dans les cas de *typhus*, il n'y a eu dans aucun exemple ni ulcération ni escarre apparente. »

« Ainsi, quoique les plaques de Peyer soient un peu affectées dans le *typhus*, ces altérations sont tout à fait insignifiantes, quand on vient à les comparer avec celles qu'on remarque dans la fièvre *typhoïde*. Le constraste, comme je l'ai déjà dit, est presque aussi frappant que si, dans le *typhus*, les plaques de Peyer étaient restées invisibles. La différence dans l'apparence est aussi grande, par exemple, qu'entre l'efflorescence qui a lieu dans la rougeole, et l'éruption des pustules de la petite-vérole. Cette altération est tellement légère dans le typhus qu'elle n'a pas plus d'influence sur la question d'identité ou de non-identité des deux types, que si elle n'existait pas, c'est-à-dire que si les plaques de Peyer n'étaient nullement attaquées dans le typhus. »

« Il me semble très-important d'appuyer beaucoup sur ces points ; car on paraît généralement entretenir l'idée que si les plaques de Peyer sont affectées, même au moindre degré, dans le *typhus*, sa non-identité avec la fièvre *typhoïde* se trouve réfutée. Mais cette conclusion ne peut être adoptée, s'il est vrai que l'affection de ces parties, dans la fièvre *typhoïde* diffère en caractère comme en degré de celle qu'on observe dans le *typhus*. »

« De plus, les observateurs pourraient être embarrassés et manquer de confiance, en vérifiant le diognostic différentiel, d'après les apparences intestinales, à cause de l'idée erronée dont je viens de parler. »

Sommaire des symptômes distinctifs du typhus et de la fièvre typhoïde.

Le sommaire suivant des symptômes du typhus et de la fièvre typhoïde est reproduit ici d'après un supplément au second compte-rendu. Il embrasse une courte esquisse des diverses circonstances dans lesquelles, suivant les résultats des analyses précédentes, on a remarqué que les deux types de fièvre continue diffèrent. C'est donc un extrait où sont récapitulés les différents points de contraste qui ont déjà été présentés dans les sections précédentes. Il embrasse aussi quelques faits plus minimes qui n'ont pas été cités dans ce *résumé*, mais qui sont compris dans les comptes-rendus.

Afin d'étudier les phénomènes des deux types séparément et comparativement, prenant comme point de départ la symptomatologie de la maladie, il a fallu, bien entendu, comme on l'a déjà vu, décider d'abord quels étaient les cas de typhus et quels étaient ceux de fièvre typhoïde.

En faisant ceci, il est évident que l'existence des symptômes distinctifs de l'un et de l'autre type se trouve prédéterminée et que les résultats de la comparaison des deux types, sous ce rapport, sont, en quelque sorte, établis d'avance. L'application de règles pour prononcer entre ces deux types a donc dû être faite en recueillant des faits par lesquels pût être jugée l'exactitude de ces règles. C'était inévitable. Cependant, afin de ne pas se tromper dans la classification, je répète, du reste, ce qui a déjà été dit, tous les cas qui laissaient matière à l'incertitude, sous le rapport du type auquel ils appartenaient, ont été rangés à part, sous le titre de cas de type douteux. De cette manière, je présume qu'on a empêché la possibilité de fausses conclusions, provenant d'erreur dans la classification.

Dans l'énumération suivante des traits qui distinguent les deux types et qui sont fondés sur les résultats des analyses, les sujets sont traités dans le même ordre que dans les comptes-rendus.

Age. — Le maximum et l'âge moyen plus élevés dans le *typhus* que dans la *fièvre typhoïde.*

Patrie. — Les malades, dans les cas de *fièvre typhoïde*, étaient des émigrés de différents pays, et quelques citoyens de ce pays-ci. Dans ceux de *typhus* c'étaient des émigrés aussi, excepté quand la maladie se communiquait par la contagion, et presque toujours les émigrés étaient récemment arrivés d'Irlande.

Cause. — Le *typhus* plus souvent dû à la contagion que la *fièvre typhoïde.*

Saison. — La *fièvre typhoïde* a une bien plus grande tendance à se manifester pendant les mois d'automne ; le *typhus* se manifeste également, et même plus souvent, dans les autres parties de l'année.

Durée de la maladie avant l'admission à l'hôpital. — Sensiblement plus courte dans le *typhus* que dans la *fièvre typhoïde*.

Symptômes de la période d'invasion. — La diarrhée se manifeste dans une partie des cas de *fièvre typhoïde*, pendant l'accès, et pas du tout dans ceux de *typhus*.

Aspect général. — Une congestion capillaire de la figure, s'étendant fréquemment aux extrémités et plus ou moins sur le corps, produisant une couleur d'un rouge sombre, est apparente dans tous les cas de *typhus* et dans une grande partie de ceux de *fièvre typhoïde*. Mais la rougeur congestive est plus prononcée dans le *typhus* que dans la *fièvre typhoïde*, présentant, dans quelques cas du premier type, une nuance sombre ou noirâtre,

Système nerveux. — Un délire passif manifesté par des paroles incohérentes, des murmures, des efforts pour sortir du lit, etc., plus constamment présent dans le *typhus*; développé à une période moins avancée du cours fébrile dans le *typhus*, mais un délire actif, persistant, exigeant la répression par la force, formant un des caractères de la *fièvre typhoïde*.

Céphalalgie. — Se manifestant plus souvent après l'établissement de la fièvre, et durant plus longtemps dans la *fièvre typhoïde*.

Injection vasculaire de la conjonctive plus souvent présente dans le *typhus*.

Surdité ayant lieu dans une plus grande proportion de cas de *typhus*.

Système digestif. — L'appétit ou le désir de prendre des aliments se manifestent plus souvent dans le *typhus*.

Langue rouge quelquefois dans la *fièvre typhoïde*, jamais dans le *typhus*.

Fuliginosités plus souvent observées dans le *typhus*.

Vomissements ayant plus souvent lieu dans la *fièvre typhoïde*.

Diarrhée observée dans la *moitié* des cas de *fièvre typhoïde* et dans un *tiers* de ceux de *typhus*; toujours légère dans ce dernier type, mais quelquefois prédominante, comme symptôme, dans le premier.

Hémorragie des intestins caractéristique de la *fièvre typhoïde.*

Tympanite se manifestant à peu près également dans les deux types, mais toujours légère dans le *typhus* et souvent prédominante dans la *fièvre typhoïde.*

Sensibilité à la pression sur l'abdomen. Symptôme presque constant dans la *fièvre typhoïde* et moins fréquent dans le *typhus.* Dans le dernier type ordinairement léger, plus porté à être sensible et même considérable dans le second.

Péritonite causée par la perforation des intestins, particulière à la *fièvre typhoïde.*

Éruption. — Une éruption se présentant dans une plus grande partie de cas de *typhus;* plus abondante dans le *typhus,* souvent très-considérable, et s'étendant aux extrémités supérieures ainsi que sur le tronc; rarement abondante dans la *fièvre typhoïde,* souvent légèrement disséminée sur l'abdomen et la poitrine, et nullement aux extrémités. Voici les caractères de l'éruption : dans la *fièvre typhoïde,* des taches roses, ovales, légèrement élevées, la rougeur disparaissant à la pression. Dans le *typhus,* les taches, d'un rouge sombre, d'une plus petite dimension, pas élevées du tout, et la rougeur ne disparaissant qu'imparfaitement à la pression. Ces caractères se conservant dans la grande majorité des cas des deux types. Quelquefois de légères variations, et un mélange des deux expèces d'éruptions.

Système respiratoire. Epistaxis rare dans le *typhus,* assez fréquent dans la *fièvre typhoïde.* Les crachats détachés des fosses nasales postérieures souvent tachés de sang, dans la *fièvre typhoïde,* mais jamais dans le *typhus.*

Circulation. — Le pouls plus fréquent dans le *typhus* que dans la *fièvre typhoïde.* La fréquence moyenne dans le premier, étant de plus de cent pulsations par minute, et de moins de cent dans le dernier. Des exemples d'une grande augmentation de fréquence se présentant plus souvent dans le *typhus.*

Peau. — Ne présentant aucun signe distinctif de l'un ou de l'autre type, excepté l'éruption et la rougeur congestive.

Durée.—Plus longue avant la mort ou la convalescence, dans la *fièvre typhoïde* que dans le *typhus.*

Non-identité du typhus et de la fièvre typhoïde.

L'identité ou la non-identité du typhus et de la fièvre typhoïde, a été longtemps une question douteuse, qui n'est pas encore résolue de manière à satisfaire tous les esprits.

On peut admettre la division de la fièvre continue en deux types : le typhus et la fièvre typhoïde, quand on considère les deux affections comme essentiellement identiques. Sont-elles simplement les variétés d'une même maladie, ou sont-elles des affections distinctes? quel rapport ont-elles l'une avec l'autre?

Quant aux remarques que peuvent suggérer ces questions, je me contenterai de signaler les résultats développés par les analyses de mes propres observations. Dans le sommaire des traits distinctifs des deux types, que je viens d'indiquer, les faits paraissent montrer l'existence de lois différentes, relativement à *l'âge*, à *la saison*, à *la durée* et aux divers *symptômes* qui appartiennent aux divers systèmes anatomiques de l'organisme.

Le typhus et la fièvre typhoïde peuvent être considérés l'un et l'autre comme des fièvres éruptives; et dans toutes les affections éruptives une différence dans les caractères de l'éruption, du moment qu'elle est sensible et constante, est considérée comme dénotant une différence dans le caractère de la maladie. — Or, les caractères qui appartiennent aux éruptions du typhus et de la fièvre typhoïde ne sont identiques en rien. La ressemblance n'est guère plus tranchée sous ce rapport qu'entre la fièvre scarlatine et la rougeole. Règle générale, l'éruption particulière à l'un ou à l'autre type, conserve ses caractères distinctifs.

Les exemples de la combinaison des deux sortes d'éruptions ne sont probablement ni plus fréquents ni plus prononcés que dans la rougeole et la fièvre scarlatine.

Relativement à ceci, j'observerai que bien que la différence entre les traits distinctifs appartenant à l'éruption et aux autres symptômes ait été signalée fort récemment, cela ne peut être considéré comme contraire à la non-identité du typhus et de la fièvre typhoïde. En effet, la fièvre scarlatine et la rougeole, que personne à présent ne considère simplement comme les variétés d'une même maladie, étaient regardées comme telles, il n'y a guère plus d'un demi-siècle, et, même à une époque qui n'est pas fort éloignée, la petite vérole était rangée dans la même catégorie.

Les examens faits après la mort ont montré comme lésions constantes dans la fièvre typhoïde : des changements notables dans les glandes de Peyer. Ils consistaient en une augmentation considérable de volume due au dépôt d'une matière morbide, à l'ulcération et à l'escarre de cette matière et des glandes elles-mêmes; puis une grande augmentation des glandes du mésentère; tandis que, dans le typhus, les glandes de Peyer sont légèrement tuméfiées et l'augmentation des glandes du mésentère est bien moindre que dans l'autre type.

Ainsi les faits qui tiennent aux lois de la maladie, à sa symptomatologie, à sa cause, et aux lésions caractéristiques, paraissent établir la non-identité du typhus et de la fièvre typhoïde.

Mais en arrivant à cette conclusion, il est juste aussi d'accorder l'existence de quelques rapports entre les deux types, et de ne pas fixer exclusivement l'attention sur les points qui diffèrent.

En établissant une comparaison relative à ce sujet, il faut admettre que plusieurs éléments importants sont communs aux deux types.

Mais aussi il faut remarquer que beaucoup d'éléments importants sont communs à toutes les fièvres, et même non-seulement aux fièvres, mais à toutes les affections aiguës. Cette observation est tellement applicable aux symptômes communs à la fièvre typhoïde et au typhus, qu'on a l'habitude, soit dans les écrits sur la médecine, soit dans la conversation, d'employer l'expression *typhoïde* pour indiquer l'identité des symptômes qui se manifestent parfois dans les diverses maladies; ainsi nous avons la *pneumonie typhoïde*, la fièvre rémittente avec des *symptômes typhoïdes*, etc. Une réunion de symptômes annonçant une condition morbide analogue à celle qu'on observe dans le typhus et dans la fièvre typhoïde, et connue généralement sous le nom d'*état typhoïde*, comme le sait tout praticien, se rencontre dans des affections qu'on n'aurait jamais l'idée de considérer comme identiques.

Que des symptômes qui n'appartiennent même pas exclusivement à la fièvre continue, mais qui sont observés d'une manière plus ou moins étendue dans différentes affections, soient communs aux deux types, cela ne suffit pas à en prouver l'identité, quoiqu'il existe entre eux une évidence de rapports incontestable, quand il y a à côté des contrastes nombreux et frappants qui indiquent une autre conclusion.

Prononcer que les deux espèces de fièvre continue, le

typhus et la *fièvre typhoïde* ne sont pas identiques, ce n'est pas déterminer l'espèce et le degré de rapport qui existent entre elles. Quant à ce dernier sujet, il n'est pas facile, avec nos connaissances actuelles, d'arriver à des idées bien précises. Dans toutes les fièvres, comme dans beaucoup d'autres affections, il existe une condition pathologique inappréciable qui est cachée sous les phénomènes appréciables qui en constituent l'histoire naturelle.

Ces derniers, pour la plupart, sont les objets de l'investigation, l'autre est encore dans la *terra incognita* de la science. Si nous pouvions arriver à pousser nos recherches assez loin pour saisir les changements primitifs essentiels qui constituent la maladie, et partant de là tracer synthétiquement la série des conséquences principales auxquelles nous sommes bornés, d'après nos moyens d'investigation, nous pourrions définir avec exactitude les distinctions et l'affinité réelles qui existent entre les différentes affections. Mais dans le présent état des choses, il faut juger jusqu'à quel point les maladies sont alliées ou étrangères les unes aux autres, par des inductions basées sur la comparaison des phénomènes et de leurs lois; et il ne faut pas espérer que nos conclusions puissent être autre chose que des approximations, plus ou moins éloignées de la vérité.

Que les deux types de fièvre continue, le *typhus* et la *fièvre typhoïde* aient une relation intime, cela paraît tout à fait probable. Ils sont des formes différentes du groupe des fièvres essentielles appelée « fièvre continue. » Plusieurs traits importants leur sont communs.

Ces deux types ne se distinguent pas toujours aisément. Leur affinité et leurs grands points de ressemblance offrent un juste criterium pour en estimer la relation, sans en compromettre l'individualité.

Quelques questions qui appartiennent à la cause de la

fièvre continue, et qui sont encore soumises à l'investigation, sont d'un grand poids dans cette partie du sujet.

La supposition la plus rationnelle est probablement que cette fièvre comme toutes les fièvres essentielles, reconnaît dans sa production, l'action d'un agent morbifique spécifique. Maintenant le *typhus* et la *fièvre typhoïde* exigent-ils une cause spéciale distincte, ou le même agent spécifique peut-il produire l'une ou l'autre maladie, suivant la direction ou la modification qu'il reçoit indépendamment du caractère intrinsèque de la cause?

Les deux types peuvent se propager par la contagion; c'est, je pense, un fait définitivement établi. Maintenant les miasmes contagieux produits par un type peuvent-ils produire des cas des deux types ou seulement des cas du même type? Cette question amène tout naturellement celle-ci : une attaque d'un des types de fièvre exempte-t-elle l'individu de l'invasion de l'un et de l'autre types, ou bien seulement du retour du même type dont il a été atteint? Des faits intéressants, relatifs à ce dernier point, ont été communiqués par le docteur Power, de Baltimore; ils tendent à prouver qu'on n'est préservé, pour l'avenir, que du type dont on a été attaqué. Cependant ces faits sont trop peu nombreux pour nous permettre d'en déduire une règle générale. L'observation amènera peut-être, par la suite, des réponses positives à ces questions et à d'autres; leur relation avec le sujet en question et même avec celui de l'identité et de la non-identité des deux formes de fièvre doit être assez manifeste.

Il est évident aussi, qu'à mesure que notre connaissance de l'histoire naturelle des deux types devient, par des recherches continuelles, plus étendue et plus complète, on peut s'attendre à ce que la distance qui les sépare soit un jour plus clairement définie.

Ici, comme en terminant ces remarques dans le supplément à mon second compte-rendu, je puis ajouter que les notions précédentes diffèrent sous plusieurs rapports de celles que j'ai énoncées jadis, et en plusieurs circonstances. L'étude et l'attention accordées à ce sujet, avec le secours des analyses sur lesquelles les précédents comptes-rendus sont basés, ont amené ce résultat. Sans vouloir présumer qu'on attachera quelque importance à ce fait, je l'ai mentionné, simplement parce qu'il me procure l'occasion de dire que les conclusions, soient-elles bonnes ou mauvaises, sont tout à fait étrangères à des opinions arrêtées d'avance.

Sous le titre de diagnostic sont considérés dans le supplément au second compte-rendu, les symptômes qui distinguent le typhus et la fièvre typhoïde de la fièvre rémittente de même que les faits qui concernent la différence existant entre l'*encéphalite* et l'*entérite*. Je me bornerai à ce peu de mots sur cette partie de l'ouvrage.

Traitement de la fièvre continue.

Je n'ai pas tenté d'analyser les observations qui auraient pu conduire à déterminer l'influence des divers modes de traitements sur la marche ou l'issue de la maladie. J'en ai été empêché par les difficultés nombreuses et presque insurmontables qu'on rencontre à établir des règles thérapeutiques par des recherches statistiques; difficultés que j'ai, du reste, déjà discutées assez longuement dans cette partie de l'ouvrage, et qui doivent être évidentes pour tous ceux qui ont fixé leur attention sur ce sujet. J'ai cependant indiqué les opinions relatives au traitement que m'a suggéré au lit du malade l'observation des progrès que faisait de jour en jour la maladie; et tâchant d'estimer la valeur de l'action d'un remède, plutôt par l'effet immédiat qu'il produisait que par l'effet éloigné. Je rassemblerai ces opinions dans un espace aussi limité que possible.

Il faut bien se persuader que les principes généraux du traitement suivi dans les cas analysés, sont importants relativement à la question que voici : jusqu'à quel point les cas peuvent-ils être considérés comme représentant l'histoire naturelle de la fièvre continue? car n'est-il pas évident que, lorsqu'une médication active est employée dans le traitement d'une maladie, les phénomènes dus aux remèdes pourraient s'ajouter à ceux de la maladie, et l'analyse donnerait ainsi des résultats bien différents de ceux qui auraient été développés, si l'on avait laissé le mal suivre son cours sans être influencé par l'action de médicaments. Par la même raison, il est important de considérer les conditions hygiéniques dans lesquelles se trouvent les malades.

Le soin à donner aux conditions hygiéniques, dans les cas qui étaient les sujets des trois analyses, fut regardé comme la partie la plus importante du traitement. Sous le rapport de ces conditions, la situation des patients était favorable, c'est-à-dire qu'ils avaient de l'espace, de la ventilation, de la propreté et des soins attentifs.

Excepté dans un petit nombre de cas où certaines mesures furent essayées dans le but de faire avorter la maladie, la méthode expectante fut suivie; les remèdes n'étant presque employés que pour pallier des symptômes spéciaux et pour suivre de certaines indications générales.

Voici les plus importants des symptômes spéciaux qui réclamèrent l'attention thérapeutique, et les mesures qui furent employées.

La céphalalgie dans la première partie de la maladie fut traitée ainsi : on coupait les cheveux; on déterminait la production de froid à la tête, au moyen de lotions à l'aide de liquides volatiles et de glace. On n'eut recours à aucune manière de tirer du sang pour faire disparaître ou diminuer ce symptôme.

Pour l'insomnie, au début de la maladie l'opium, la poudre de Dover et la morphine furent employés.

Le délire, quand il était prédominant comme symptôme, était traité par de petites doses d'émétique, généralement associé à l'opium ; l'effet de ce remède était ordinairement frappant.

Dans les cas où le coma se manifestait ou bien dans ceux où quelque avertissement semblait l'annoncer (ordinairement une inspiration précipitée et courte) la vésication, au moyen d'ammoniaque liquide concentrée, était pratiquée; dans quelques cas, elle eut l'effet évident de soulager le malade, dans d'autres de parer à l'accident.

Pour la diarrhée dans les cas de fièvre typhoïde, on fut quelquefois obligé d'employer des préparations d'opium et des remèdes astringents.

D'un autre côté, les purgatifs furent rarement employés, car on laissait l'intestin fonctionner naturellement, lors même que plusieurs jours se passaient successivement sans qu'il y eût d'évacuations; ou bien on en provoquait au moyen de simples lavements.

La chaleur de la surface et la sécheresse étaient soulagées par des ablutions faites avec de l'eau chaude ou froide, et par l'exposition à l'air frais.

Les mesures adoptées relativement aux indications générales avaient pour but *de maintenir les forces vitales pendant le cours de la marche fébrile*. Pour y parvenir, des stimulants spiritueux et des substances nutritives, en plus ou moins grande quantité, entraient dans le traitement. L'espèce de stimulant spiritueux généralement administré était de l'eau-de-vie et de l'eau.

La dose ordinaire d'eau-de-vie était une cuillerée, mais quelquefois deux. Cette dose était répétée à de certains intervalles, qui variaient d'une demi-heure à quatre heures, la longueur des intervalles étant proportionnée à l'urgence apparente du remède et à l'effet qu'il produisait.

La prostration, la fraîcheur de la peau, le délire passif, la faiblesse et surtout la fréquence du pouls, en prescrivaient l'usage; mais on le donna aussi dans plusieurs cas où ces symptômes n'étaient pas très-prédominants, dans le but de les prévenir en soutenant les forces. En étudiant avec une attention scrupuleuse l'effet du stimulant spiritueux dans cette maladie, je suis arrivé à y attacher une grande importance, dans le traitement de la fièvre continue.

Je ne crois pas me tromper en soutenant que les symptômes sont fréquemment améliorés par son usage, et que la situation du malade se détériore quand on le suspend. Dans plusieurs cas, j'ai vu le pouls diminuer, les idées devenir plus claires, etc., après avoir administré de l'eau-de-vie au malade, ou lui en avoir augmenté la dose; il serait presque inconcevable que la coïncidence du mieux avec le remède fût simplement l'effet du hasard. J'ai quelquefois cessé d'en donner, ou j'en ai diminué la quantité, afin d'étudier l'effet produit et de pouvoir ainsi constater l'utilité de la prescription. Par exemple, dans un cas de typhus qui présentait la plus grande gravité, il y avait depuis plusieurs jours 140 pulsations, et je me décidai à faire cette expérience, parce que je supposais que la fréquence du pouls provenait peut-être d'un excès de stimulant. J'avais suspendu, depuis quelques heures, la dose de deux cuillerées d'eau-de-vie, que je donnais au malade toutes les demi-heures, que déjà le pouls s'était élevé de 140 à 150 pulsations; je recommençai alors à administrer le stimulant, dans la proportion que je viens d'indiquer, et bientôt il n'y eut plus que 140 pulsations. Le malade finit par guérir. J'ai la ferme conviction que l'heureuse issue de quelques-uns des cas fut due à la vigilance avec laquelle les patients furent surveillés jour et nuit. La quantité de stimulants était graduée d'après l'effet immédiat qu'il produisait sur le pouls et sur les autres symptômes.

Des mesures relatives à l'alimentation furent toujours employées simultanément avec les stimulants. On administrait régulièrement et systématiquement, de la nourriture au malade, sans attendre qu'il en exprimât le désir (ce qui arrive fort rarement) et même malgré sa volonté. Le genre de nourriture choisi était du jus de viande, aussi concentré que possible, et du lait auquel on ajoutait un peu de farine. On donnait ces deux choses alternativement.

Dans la plus grande partie des cas qui composent le troisième groupe, le traitement, à part l'attention accordée à l'hygiène, consista presque exclusivement dans l'emploi de l'eau-de-vie et de la nourriture. Il y eut proportionnément moins de mortalité dans les cas de ce groupe que dans les autres; on peut au moins considérer ce fait comme preuve évidente que ce mode de traitement n'a pas été préjudiciable.

Comme l'unique objet de ce résumé est de présenter des faits qui ont été développés par des recherches cliniques, ce serait à la fois en méconnaître le but et occuper trop d'espace, que de vouloir discuter des sujets thérapeutiques. Le court exposé du traitement qui précède, n'a été donné que comme faisant partie des relations des cas qui ont été analysés.

Fièvre à rechute [1].

L'analyse des cas qui constituent le second groupe, a développé, comme on l'a vu, certains résultats relatifs aux récidives de la fièvre qui sont particulières à ce groupe. Quinze des cas de ce groupe furent caractérisés par le retour de la fièvre après l'entrée apparente en convalescence. Au moment d'écrire le second compte-rendu, j'exprimai la surprise que me causait la manifestation de ces rechutes, car je n'avais jamais observé auparavant un fait semblable à la suite de la maladie.

Je ne connaissais pas alors les relations qui ont été faites principalement par le docteur Jenner, de Londres, et dans lesquelles est citée une espèce de fièvre distincte du typhus et de la fièvre typhoïde, à laquelle on a donné le titre de « Fièvre à rechute. »

Lorsque, plus tard, je connus ces relations, je conçus l'idée de faire une analyse séparée des cas auxquels elles s'appliquaient, afin de constater si, sous d'autres rapports, ils répondaient aux caractères qu'on attribue à la « Fièvre à rechute. »

Les faits développés par cette analyse sont indiqués dans une partie de mon ouvrage intitulée *Fièvre à rechute*. A ces résultats est joint un bref exposé des caractères qu'on dit appartenir à la fièvre à rechute. Les autorités qui me les ont fournis sont : un article du docteur Jenner dans les « Medico-chirurgical transactions » de Londres, seconde série, 15e volume, 1850, et un article dans la « British and foreign Medico-chirurgical review, » du mois de juillet 1851. Les caractères distinctifs de la fièvre à rechute, selon ces auteurs, sont (en abrégeant autant que possible) ceux qui suivent :

1. Relapsing fever.

Les personnes de tout âge et de n'importe quel sexe sont sujettes à en être attaquées dans une égale proportion ;

L'invasion plus souvent brusque que dans la fièvre typhoïde, et les douleurs musculaires et articulaires fréquemment violentes;

Le délire et les autres symptômes relatifs à la tête plus souvent absents et en tout cas toujours moins forts que dans les autres espèces de fièvre continue ;

Absence des symptômes qui existent généralement dans la fièvre typhoïde savoir : la diarrhée, la sensibilité des régions iliaques, le météorisme; et, au contraire, des nausées, des vomissements souvent prédominants, joints à de la sensibilité à la région épigastrique; les matières rejetées vertes comme du gazon et quelquefois comme du marc de café, ressemblant à la matière noire qu'on vomit dans la fièvre jaune ;

L'éruption caractéristique du typhus et de la fièvre typhoïde absente dans celle-ci ;

La toux et les râles bronchiques moins fréquemment observés que dans la fièvre typhoïde ;

L'épistaxis se manifestant dans une certaine partie des cas;

Le pouls descendant rarement au-dessous de 100 pulsations, et dans plus de la moitié des cas allant jusqu'à 120 et souvent encore plus haut;

Une sueur abondante précédant assez uniformément l'apparente convalescence et survenant aussi vers la fin de la rechute ;

Une teinte jaune de la peau survenant plus ou moins fréquemment, le quatrième ou le cinquième jour ;

Dans les cas graves, la jaunisse souvent prédominante comme symptôme.

Les rechutes qui ont lieu sont, du reste, les traits les plus distinctifs. Le premier accès fébrile dure rarement moins de 4 jours et plus de 10, puis il cesse alors et le malade paraît être en convalescence. Après un intervalle qui varie entre 5 et 8 jours un autre accès de fièvre se manifeste, il est généralement brusque et souvent précédé d'un frisson. Ce nouveau mouvement fébrile est aussi intense que le premier, quelquefois plus.

Il continue pendant 4 à 5 jours et se termine ordinairement après une sueur.

Généralement, après une rechute le malade est dans une convalescence permanente ; mais une seconde, une troisième et parfois même un plus grand nombre de rechutes ont été observées.

La maladie est rarement mortelle.

Les lésions intestinales qui caractérisent la fièvre typhoïde n'existent pas, en général, dans celle-ci ; la rate est ordinairement augmentée de volume et ramollie.

Cette fièvre peut se communiquer par la contagion, et le docteur Jenner a recueilli des observations qui tendent à prouver que la fièvre à rechute ne peut être communiquée par des malades qui sont en proie aux autres espèces de la fièvre continue, mais qu'elle seule peut produire les miasmes particuliers qui la propagent.

Elle n'exempte, dans l'avenir, ni des atteintes des autres sortes de fièvre, ni de celles de la même espèce.

Personne jusqu'à ce jour ne s'est occupé, en Amérique, d'une fièvre caractérisée par les traits précédents; et l'auteur de l'article de la « British and foreign Medico-chirurgical review » dit qu'il n'y a pas dans les auteurs français d'évidence positive de l'existence d'une fièvre semblable en France. Il ajoute qu'on ne l'a pas reconnue encore, en Allemagne. Différentes épidémies qu'on suppose n'être qu'un seul type de fièvre ont été décrites par divers auteurs, comme s'étant manifestées à Londres et à Édimbourg.

L'auteur de l'article que je viens de citer, fait mention de ces épidémies et nomme les auteurs.

A mon troisième compte-rendu, est joint un exposé de l'analyse des quinze cas caractérisés par les rechutes qui ont eu lieu dans le second groupe de cas, analyse dont les résultats ont été donnés dans mon second compte-rendu.

Cet exposé se termine par une revue des résultats de l'analyse de ces quinze cas; je la reproduis ici ainsi qu'il suit :

« En passant en revue les résultats développés par l'analyse précédente, et en les comparant avec les traits distinctifs de la fièvre à rechute comme ils sont présentés dans l'exposé préliminaire de l'analyse, le rapport semble assurément frappant. L'invasion fut brusque dans la moitié des cas où cette période fut constatée, et généralement court dans l'autre moitié. Dans 5 cas sur 14, il n'y eut aucune apparence de délire, et dans les autres ce symptôme ainsi que tous ceux qui appartiennent à la tête, fut léger.

Dans 10 des cas sur 15, il n'y eut pas de diarrhée du tout, et dans un seul cas ce symptôme eut quelque persistance et fut prominent. Les vomissements ne constituèrent pas un trait prédominant, car ils n'eurent lieu que pendant la période d'invasion, c'est-à-dire au commencement, que dans 8 cas sur 13, et plus tard dans trois cas seulement. La sensibilité iliaque fut très-légère dans tous les cas, mais dans 6 cas on constata une sensibilité très grande à l'épigastre, chose très-rare dans la fièvre typhoïde et dans le typhus. Le météorisme ne fut sensible que dans un seul cas, dans les autres il ne s'en manifesta pas.

Les symptômes abdominaux furent donc absents ou remarquablement légers, à moins que les cas ne fussent du type typhus, et l'on doit se rappeler qu'aucun des cas ne fut considéré comme appartenant à ce type.

Les symptômes de la poitrine et la circulation n'offrent rien qui soit digne de remarque, si ce n'est que la fréquence du pouls fut bien moindre que celle qu'indiquent les relations sur la fièvre à rechute. La sueur et la moiteur survinrent dans une grande partie des cas, présentant une différence, sous ce rapport, avec la manifestation proportionnelle de ces symptômes dans le typhus et dans la fièvre typhoïde; mais ils différaient des autres observations relatives à la fièvre à rechute, en ce que ces symptômes n'eurent pas lieu à l'époque de la convalescence temporaire ou permanente.

Une jaunisse légère, phénomène très-rare dans la fièvre typhoïde et le typhus, eut lieu dans *deux* des *quinze* cas. Mais les points les plus frappants furent ceux qui se rapportent d'abord aux éruptions, puis aux rechutes. Il n'y eut d'éruption dans aucun cas, fait qui serait fort remarquable dans le même nombre de cas de fièvre typhoïde ou de typhus.

Les détails qui appartiennent aux rechutes, savoir : la durée du premier accès fébrile, de l'intervalle, et de la seconde attaque de fièvre, s'accordent avec la description faite de ces événements et de la manière dont ils se manifestent dans la « fièvre à rechute. » Enfin la circonstance de la guérison qui suivit tous les cas, vient à l'appui de l'opinion que cette maladie n'amène ordinairement pas la mort.

En considérant ces faits il est presque impossible de ne pas conclure que les cas caractérisés par des rechutes, qui se présentèrent à mon observation en 1850 et en 1851, offrent les traits distinctifs attribués à la « fièvre à rechute, » d'une manière assez évidente pour leur donner un titre à être classés parmi les cas qui ont été décrits par divers observateurs, comme formant une espèce particulière de fièvre continue. Cette conclusion n'établit pas rigoureusement le fait que les traits qui distinguent ces cas, autorisent à les séparer comme des affections entièrement distinctes du typhus et de la fièvre typhoïde.

Bien entendu, cependant, ils appartiennent à une maladie différente, ou bien le typhus et la fièvre typhoïde présentent parfois, comme modifications particulières, les symptômes qui sont considérés comme traits du diagnostic de la « fièvre à rechute, » par ceux qui regardent cette dernière comme une autre espèce de la maladie.

Je ne suis pas préparé à discuter le mérite relatif de ces opinions.

Du transport et de la diffusion, par la contagion de la fièvre typhoïde, d'après l'exemple qu'on en eut quand cette maladie se manifesta à North-Boston, État de New-York.

On n'a pu encore décider d'une manière satisfaisante pour tous les esprits, si la fièvre typhoïde est contagieuse ou non. Pendant que presque tout le monde s'accorde à penser que le typhus peut se communiquer d'une personne à une autre, on entretient encore l'idée qu'il n'en est pas ainsi de la fièvre typhoïde.

Sous ce rapport les faits relatifs à une épidémie qui se déclara, en 1842, dans un tout petit village, près de la ville de Buffalo, dans l'état de New-York, me paraissent remplis d'intérêt et d'importance, en ce qu'ils semblent prouver, aussi complétement que possible, que la fièvre typhoïde peut être transportée d'un endroit à l'autre et se propager à certaines époques et dans de certaines conditions.

L'ouvrage sur la fièvre continue se termine par un exposé de cette épidémie, et je vais indiquer succinctement les divers faits contenus dans la relation qui traite de la question de contagion. Je me permettrai de réclamer une attention toute particulière pour ces faits.

Considérés relativement à cette question, il sont tels qu'on les eût faits, si l'on avait eu le pouvoir de les choisir et de les arranger, de manière à prouver, par l'expérience, que la fièvre typhoïde est contagieuse. Sous ce point de vue, l'épidémie dont je parle est peut-être la plus remarquable qui ait été décrite dans les annales de la médecine, et il est douteux qu'il se représente jamais une combinaison de circonstances aussi complète, quant au poids qu'elle a sur le sujet de la contagion.

L'endroit appelé North-Boston est situé à une hauteur considérable au-dessus du niveau du lac Erié, et cette localité était salubre sous tous les rapports. La fièvre typhoïde était presque inconnue à cette époque, dans cette partie de l'État; la fièvre indigène du voisinage était une fièvre rémittente peu intense. La population de North-Boston était très-peu nombreuse, car elle ne consistait qu'en neuf familles qui vivaient dans un rayon de cent perches (500 mètres) de diamètre; mais les quelques familles que la maladie atteignit, étaient groupées tout près les unes des autres, autour d'une taverne; la maison qui en était le plus éloignée n'en était qu'à une distance de dix perches (50 mètres). Quarante-trois personnes composaient la communauté tout entière.

Le 21 septembre, un jeune homme de l'État de Massachusetts, qui se rendait dans un État de l'Ouest, se logea dans la taverne de North-Boston. Il était malade depuis quelques jours, et se trouvait dans l'impossibilité de continuer son voyage, quand il y arriva. Il mourut dans la taverne, le 9 octobre. Il avait été vu par trois médecins qui tous m'ont assuré que les phénomènes de sa maladie étaient exactement semblables à ceux des cas qui se manifestèrent ensuite. La fièvre typhoïde était le type de cette fièvre. La fièvre typhoïde est l'espèce de fièvre indigène de Massachusetts, et un ecclésiastique de la ville où demeurait ce jeune homme, m'a informé, par une lettre, que pendant le mois qui suivit son départ, il y eut plusieurs cas de cette espèce de fièvre. Ce jeune homme mourut donc évidemment de la fièvre typhoïde.

Du 19 octobre au 7 décembre, vingt-huit des quarante-trois habitants qui composaient la petite communauté, furent attaqués de la fièvre, et dix en moururent. La première personne qui en fut atteinte était le fils de l'aubergiste; il avait 16 ans. Sept autres cas survinrent dans cette même famille, et trois furent mortels.

Un fils de l'aubergiste qui était marié et demeurait à quatre perches (20 mètres) de la taverne, vint chez son père pour l'aider à soigner les malades, il fut attaqué de la fièvre.

Deux cas se manifestèrent dans une famille dont l'habitation était à peu près à huit perches (40 mètres) de la taverne. Sept cas dont deux mortels dans une famille qui demeurait à trois perches (15 mètres) de là. Sept cas, dont cinq mortels, dans une famille qui en était à dix perches. Quatre cas, dont aucun ne fut mortel, dans une famille qui en était à trois perches, et un cas dans une autre famille qui demeurait à trente pieds.

Trois familles de l'endroit échappèrent seules au fléau. L'une de ces familles demeurait dans une partie de la maison occupée par un des fils de l'aubergiste. Cette famille était composée d'un homme, de sa femme, de quatre enfants et d'un pensionnaire. Ce fut la seule famille dans le rayon où la maladie s'étendait qui n'en fut pas atteinte. Ce fait a une relation importante avec un autre que je vais citer maintenant. Entre cette famille et celle de l'aubergiste, il existait une haine qui avait occasionné divers actes hostiles. Les deux familles n'avaient aucun rapport ensemble, et, par un motif que j'expliquerai tout à l'heure, peu de temps après l'apparition de la fièvre dans la ville, toute relation avait été rompue entre cette famille et toutes les autres. Ces dernières, au contraire, étaient bien les unes avec les autres, et avec la famille de l'aubergiste, et avaient de fréquents rapports ensemble.

La famille de l'aubergiste et toutes les autres, à l'exception de la seule qui était fâchée avec l'aubergiste, avaient l'habitude de prendre l'eau nécessaire à leur boisson et à leurs besoins domestiques à un puits situé près de la taverne. A cause de cette circonstance, on fit courir le bruit que le puits commun avait été empoisonné, que c'était là la cause de l'épidémie, et l'on accusa la famille qui était en mésintelligence avec l'aubergiste d'avoir jeté du poison dans l'eau; tout le monde le crut. Ce qui donnait une couleur de vérité à ce soupçon, c'est que cette famille était la seule qui n'employât pas l'eau du puits. De plus, elle n'avait cessé de s'en servir qu'après l'époque où des hostilités avaient eu lieu entre elle et la famille de l'aubergiste; ce dernier, par suite de cette animosité, leur avait ôté ce privilége.

Cependant l'eau fut examinée par deux chimistes compétents qui déclarèrent qu'elle était parfaitement pure. Quant à savoir si la maladie était réellement la fièvre typhoïde, des faits positifs sont contenus dans le mémoire.

L'autopsie que je fis d'un malade mort de la maladie, révéla l'ulcération des plaques de Peyer et l'augmentation des glandes du mésentère. En outre, l'analyse des symptômes décrits dans les relations de plusieurs cas, qui furent faites au lit des malades, confirme la conclusion qu'on doit tirer des lésions intestinales visibles après la mort. Il est inutile de détailler ici les résultats de chaque analyse. Ils sont contenus dans l'exposé que j'ai fait de cette épidémie. Tenant donc pour certain que la maladie était la fièvre typhoïde, je vais passer ici les faits en revue, dans les mêmes termes que dans le compte-rendu.

« Dans une petite communauté isolée composée de neuf familles, dont sept vivaient à quelques perches (la perche vaut 5 mètres) les unes des autres, arrive une personne attaquée de la fièvre typhoïde et elle meurt de cette maladie après avoir langui vingt-neuf jours. Avant cet événement, aucune maladie n'avait atteint les membres de cette communauté; la situation était saine sous tous les rapports, et la fièvre typhoïde tout à fait inconnue dans cet endroit et dans le voisinage. Le malade languit et mourut à l'auberge où les sept familles, à l'exception d'une seule, se rendaient journellement, pour se procurer ce qui leur était nécessaire. Une famille composée de plusieurs personnes, et ne demeurant qu'à quatre perches (20 mètres) de la taverne, était en hostilité avec l'aubergiste, ce qui empêchait tout rapport entre eux. L'arrivée d'un étranger gravement malade, était un fait intéressant pour tous les habitants. Le jeune homme fut donc visité, tous les jours, plus ou moins souvent, par les membres des diverses familles qui demeuraient près de là, à l'exception de la famille que je viens de citer, et bien entendu, les personnes de la famille de l'aubergiste se trouvèrent souvent en contact avec le malade.

« Vingt-trois jours après l'arrivée de l'étranger, deux membres de la famille de l'aubergiste furent atteints de la maladie, et cinq autres le furent ensuite. Dans toutes les autres familles qui vivaient à une distance de quelques perches de la taverne, excepté dans une seule, il y eut des cas plus ou moins nombreux pendant un mois, à partir du moment où s'était manifesté le premier cas qui avait eu lieu après l'arrivée de l'étranger, et pendant ce temps, plus de la moitié des habitants en furent atteints. La maladie cessa alors, et il n'en survint plus aucun cas. La famille qui ne compta pas un seul malade, fut justement celle des sept qui ne se trouva pas en contact avec la maladie. L'inimitié qui existait entre cette famille et celle de l'aubergiste rendait impossible tout rapport social entre elles, et comme peu de temps après que la maladie se fut propagée, on accusa cette famille d'en être l'auteur, toute communication cessa entre elle et les autres familles atteintes de la maladie. Stearns, dont je cite ici la famille, m'a dit n'avoir jamais vu aucun des patients attaqués de la fièvre. L'origine de la maladie étant attribuée à Stearns, qu'on accusait d'avoir empoisonné l'eau; il ne vint à l'idée de personne que la maladie pût se communiquer, de sorte qu'on n'éprouvait aucune appréhension à approcher les malades, et, bien entendu, on ne cherchait en rien à éviter de s'exposer à la maladie. »

Maintenant si, en vérifiant ces faits, on prétend que la maladie n'a pas été transportée dans l'endroit, puis propagée par la contagion, il faut admettre une série de hasards presque incroyables. Les circonstances qui viennent d'être de nouveau passées en revue, embrassent toutes les conditions importantes, qui peuvent prouver par l'expérience, si une maladie est contagieuse. En effet, si tous les faits appartenant à l'histoire de la maladie, à North-Boston, avaient été choisis, après délibération et arrangés pour servir à un but scientifique, ils ne seraient sans doute ni plus complets ni plus sensés.

COMPTE-RENDU CLINIQUE

SUR

LA DYSSENTERIE

BASÉ SUR L'ANALYSE DE QUARANTE-NEUF CAS;
AVEC DES REMARQUES SUR LA CAUSE, LA PATHOLOGIE ET LE TRAITEMENT
DE LA MALADIE.

« C'est en interrogeant fréquemment la nature
« que nous lui arrachons ses secrets. »

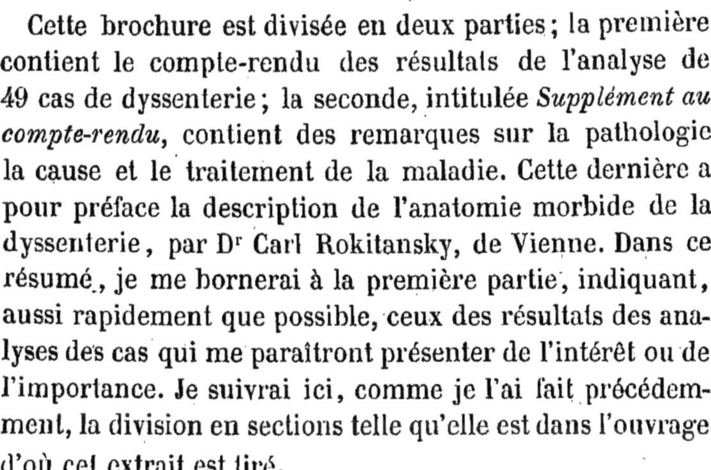

Cette brochure est divisée en deux parties ; la première contient le compte-rendu des résultats de l'analyse de 49 cas de dyssenterie ; la seconde, intitulée *Supplément au compte-rendu*, contient des remarques sur la pathologie la cause et le traitement de la maladie. Cette dernière a pour préface la description de l'anatomie morbide de la dyssenterie, par Dr Carl Rokitansky, de Vienne. Dans ce résumé, je me bornerai à la première partie, indiquant, aussi rapidement que possible, ceux des résultats des analyses des cas qui me paraîtront présenter de l'intérêt ou de l'importance. Je suivrai ici, comme je l'ai fait précédemment, la division en sections telle qu'elle est dans l'ouvrage d'où cet extrait est tiré.

PREMIÈRE SECTION.

Age. — Sexe. — Occupation. — Saison. — État individuel antérieur et constitution.

Age. — Les différents âges observés dans 44 cas varièrent depuis 48 ans jusqu'à 4. Les âges les plus rapprochés du maximum furent 48 ans dans un cas ; 46 dans un cas ; 45 dans un cas ; 38 dans deux cas ; 35 dans quatre cas. Les âges les plus rapprochés du minimum furent : 4 ans dans un cas ; 5 dans un cas ; 7 dans deux cas; 8 dans un cas; 10 dans un cas ; 11 dans un cas ; 18 dans un cas ; 19 dans quatre cas.

L'âge moyen, dans les 44 cas, fut d'un peu plus de 25 ans.

Ainsi dans 30 cas sur 44, l'âge fut entre 35 ans et 19.

L'âge moyen dans 10 cas mortels fut d'un peu plus de 27 ans.

Sexe. — Sur 43 malades, il y eut 24 hommes et 19 femmes.

Les cas mortels se répartirent aussi également que possible entre les deux sexes, savoir : 5 hommes et 6 femmes. Ce résultat indique bien plus de morts, proportionnellement au nombre total, parmi les femmes que parmi les hommes.

Occupation. — Non compris les femmes et les enfants, douze espèces différentes d'occupations se présentèrent dans la collection des cas.

Saisons. — 48 cas se répartirent entre les mois de l'année de la manière suivante :

En juillet, 6 cas ; en août, 17 ; en septembre, 19 ; en octobre 5 ; en mars, 1. Ainsi aucun cas ne se présenta pendant les mois de janvier, février, avril, mai, juin, novembre et décembre.

26 des cas survinrent pendant l'année 1849, 12 avant cette date, et les 11 autres cas en 1850, 1851 et 1852. En 1849, le choléra épidémique sévit de juin à septembre, dans l'endroit où ces observations furent faites (Buffalo. N. Y.). On compta 2,501 morts dans une ville de 50,000 âmes. Après la disparition du choléra épidémique, de nombreux cas de dyssenterie se manifestèrent. Ce fait semblerait indiquer un rapport entre ces deux affections épidémiques. Cependant, après la seconde et aussi terrible invasion du choléra en 1852, il y eut bien moins de dyssenteries qu'en 1850 et 1851, années pendant lesquelles il n'y eut qu'un très-petit nombre de cas de choléra. Ces résultats nient tout rapport dans la cause des deux affections; mais d'autres résultats démontrent que la condition pathologique reçoit, dans la dyssenterie, de grandes modifications de l'influence cholérique.

Les cas qui se manifestèrent avant 1849, étaient tous sporadiques. Dans la localité où ils furent recueillis, cette maladie avait été fort rare jusqu'à cette époque, et ne s'est pas encore manifestée, comme épidémie, pendant les quinze années que j'y ai passées.

Constitution et santé antérieure.— Les relations de 25 cas contiennent des renseignements relatifs à ce sujet. Dans 12 de ces cas, la constitution et la santé préalable étaient bonnes. Dans 13 cas, il en était différemment, les malades avaient été affaiblis par différentes causes, et dans quelques exemples ils relevaient même d'autres maladies. L'état de la santé et les diverses affections auxquelles les patients avaient été en proie, dans 13 de ces cas, sont indiqués dans le compte-rendu.

Considérées relativement au nombre total des cas et à la mortalité, les déductions tirées des faits sont celles-ci :

1° Dans au moins la moitié d'un nombre donné de cas, la constitution et la santé préalable sont bonnes.

2° Il n'y a aucune uniformité dans le caractère des affections antécédentes ou le dérangement de la santé.

3° L'altération de la santé préalable et de la constitution ne paraît pas influer d'une manière frappante sur les chances de guérison.

DEUXIÈME SECTION.

Circonstances qui accompagnent l'invasion.

On considère l'invasion comme embrassant la période qui s'écoule depuis le commencement des symptômes abdominaux jusqu'à celle où du sang et du mucus, ou bien ce dernier seulement apparaît dans les évacuations provenant des intestins.

La manifestation de la diarrhée ordinaire est presque le seul point appartenant à cette période sur lequel les relations contiennent des renseignements.

Dans 30 cas sur 33, dans lesquels les faits relatifs à ce point ont été recueillis, la diarrhée a précédé les évacuations caractéristiques de la dyssenterie. Les évacuations contenant du sang et du mucus ou ce dernier seulement, n'ayant eu lieu de prime abord que dans 3 cas.

La durée de la diarrhée antécédente a été notée dans 27 cas. Dans 4 de ces cas, les évacuations dyssentériques parurent 24 heures après que les malades avaient été attaqués de la diarrhée. Dans 11 cas, elles parurent 2 jours après; dans 5 cas, 3 jours après; dans 3 cas, 4 jours après; dans 1 cas, 5 jours après; dans 1 cas, 6 jours après; et dans 2 cas, au bout de plusieurs jours.

Sur 10 cas mortels, on constata l'existence de la diarrhée antécédente dans 6.

TROISIÈME SECTION.

Symptômes relatifs au système digestif. — Évacuations provenant des intestins.

Les évacuations provenant des intestins présentaient plus ou moins des caractères suivants, soit isolés, soit combinés.

1° Du mucus ordinairement plus ou moins mélangé de sang, rendu le plus souvent, en petite quantité à la fois, mais parfois plus abondamment, formant une masse ressemblant à de la gelée.

2° Des *lamelles* plastiques, ou de petits flocons remarquables par leur fermeté et leur opacité ; souvent plus ou moins tachés de sang, ayant quelquefois une teinte verte ; variant sous le rapport de la quantité, mais généralement plus abondants que le premier.

3° Matière purulente. On n'en remarqua que dans très-peu de cas.

4° Du fluide séro-sanguinolent; plus souvent abondant qu'en petite quantité.

L'examen des faits, relativement aux diverses variations, qui se présentèrent dans les évacuations, a paru autoriser les conclusions suivantes :

1° La fréquence des déjections n'est pas le critérium de la gravité et du danger de la maladie. En ce point, les cas différèrent grandement, les évacuations ayant lieu dans quelques-uns toutes les heures, ou même toutes les demi-heures, et dans d'autres à plusieurs heures de distance. Les cas différèrent aussi, sous ce rapport, à diverses époques du cours de la maladie. Dans le cas où il y eut le plus grand nombre (60) de déjections en vingt-quatre heures, le malade guérit; et il arriva aussi que dans un cas où le nombre en fut aussi peu élevé que dans n'importe quel autre, pendant toute la maladie, le malade mourut. Le nombre proportionnel des déjections dans les cas mortels n'atteindrait pas celui des déjections dans les cas qui eurent une heureuse issue.

2° Des lamelles plastiques, ou flocons, se manifestèrent, en général, dans les cas mortels, et ce caractère appartint plutôt aux cas graves qu'à ceux qui ne le furent pas.

3° Les cas ne présentant, quant aux autres symptômes, aucune différence, étaient jugés graves en proportion de l'abondance des selles qui avaient le caractère que je viens de citer, et contenaient proportionnellement une petite quantité de matière fécale.

4° Les selles séro-sanguinolentes indiquent, plus que toute autre espèce d'évacuations, de la gravité et du danger; leur valeur est proportionnée à la quantité rendue. Cette espèce de déjection se manifesta dans presque tous les cas mortels, et dans un très-petit nombre de ceux qui ne le furent pas. Pour faire une énumération relative à ce sujet, je dirai que huit cas mortels, sur onze, furent caractérisés par l'évacuation d'un liquide séro-sanguinolent plus ou moins abondant, tandis que dans seulement 4 des 24 cas non mortels, on observa ce genre de déjection, et encore, dans ces 4 cas, la quantité ne fut-elle pas grande. Par selle séro-sanguinolente, je veux indiquer un fluide clair et sanguin, comparé par les auteurs à de l'eau dans laquelle on aurait lavé de la viande (*lotura carnium*). L'effet d'une copieuse évacuation séro-sanguinolente, effet qui fut jugé d'après le pouls, se révéla d'une manière frappante dans un des cas. A neuf heures et demie du matin, il y avait 120 pulsations; à onze heures et demie du matin, une abondante évacuation séro-sanguinolente étant survenue, le nombre des pulsations s'était élevé à 135.

5° Les apparences morbides appartenant aux déjections

alvines, peuvent être légères dans des cas où les symptômes généraux indiquent beaucoup de gravité, et qui sont suivis de la mort. On en eut un exemple frappant dans un cas, où des déjections ne continrent jamais plus d'une petite quantité de sang et de mucus, et ne furent jamais fréquentes, ne s'élevant, l'une dans l'autre, qu'à quatre ou cinq par jour. Dans ce cas, les évacuations pendant plusieurs jours avant celui qui précéda la mort, ne présentèrent aucun des caractères dyssentériques. Ce cas est un de ceux qui se manifestèrent en 1849, quand le choléra épidémique sévit si violemment. Cependant les évacuations ne présentèrent pas les caractères cholériques. Aucun cas de ce genre ne fut observé quand le choléra ne régnait pas, et pour venir encore à l'appui de la supposition que la maladie, dans ces cas, tire sa gravité et sa mortalité de la combinaison de la condition pathologique interne inconnue qui opère dans le choléra, avec l'affection dyssentérique, je puis dire que lorsque le premier sévit, il se manifeste quelquefois des cas dans lesquels la mort par asthénie survient quand les caractères apparents des déjections ne sont ni dyssentériques ni cholériques. J'en ai rencontré quelques cas pendant l'époque où le choléra régnait et jamais en d'autres temps.

On peut aussi soupçonner que la manifestation des déjections séro-sanguinolentes eut quelque rapport avec la présence du choléra. Dans aucun des douze cas recueillis avant 1849, on ne remarqua ce symptôme ; mais il survint dans quelques cas en 1850 et en 1851 ; le choléra régnait alors, quoique faiblement.

Il est probable que ce caractère de la dyssenterie existe plus souvent quand la maladie est épidémique, que lorsque les cas sont sporadiques. Sous ce rapport, il reste encore bien des observations à faire.

Colique et ténesme. — Ces symptômes existèrent généralement, mais les cas différèrent beaucoup sous le rapport de l'intensité de la souffrance qu'ils causèrent. Leur prédominance ne fut pas proportionnée à la gravité de la maladie. Ils se manifestèrent, au contraire, davantage dans les cas qui, à en juger par les indications apparentes, n'étaient pas graves. Dans la majorité des cas mortels, ils furent peu prononcés, et même, dans quelques-uns des cas caractérisés par des évacuations séro-sanguinolentes, ils se manifestèrent à peine. Voici le seul point intéressant développé par l'examen des faits appartenant à ces symptômes, que renferment les descriptions.

Vomissements. — Ce symptôme est constaté dans les relations de plusieurs cas, dans celles des autres on ne fait mention ni de sa présence ni de son absence. Il est possible qu'il se soit manifesté dans un plus ou moins grand nombre de ces cas, mais il ne peut avoir été bien sensible. On l'a constaté dans douze cas. Dans la plupart de ces cas il ne fut pas prédominant, c'est-à-dire qu'il ne fut pas intense et persistant. En tant que nous pouvons juger d'après cet ensemble de faits, les vomissements ne se manifestent pas d'une manière sensible dans la majorité des cas de dyssenterie. Ils ont plus souvent lieu et sont plus considérables dans les circonstances remarquables par leur gravité.

Ainsi sur les douze cas dans lesquels on les a observés, six furent mortels. C'est relativement dans une très-grande proportion, si l'on compare le nombre (11) des cas mortels avec celui (28) des cas non mortels. En accordant même que les détails des relations soient incomplets, relativement à ce symptôme, ce que je viens d'établir est encore admissible.

La présence de ce symptôme est donc, jusqu'à un certain point, d'un fâcheux pronostic.

Sensibilité abdominale. — Les relations contiennent des

renseignements relatifs à la sensibilité abdominale, dans trente-trois cas.

Dans quatorze de ces cas, ce symptôme n'exista nullement ou n'exista que d'une manière inappréciable; dans les dix-neuf autres, il fut plus ou moins marqué.

Quand il se manifesta, il ne fut symptôme prédominant que dans un très-petit nombre de cas. Il fut léger ou modéré dans dix cas, et marqué dans cinq. Ce n'est que dans un seul cas que la sensibilité fut réellement grande. Dans neuf cas, on a indiqué le lieu d'élection de cette sensibilité. Elle existait sur tout l'abdomen dans deux cas; sur l'étendue du colon transverse dans un; sur le colon transverse et le colon descendant dans un; sur la région iliaque gauche dans deux; sur la région iliaque droite dans un, sur l'étendue du colon dans un, et sur le basventre dans un autre.

On a indiqué la présence ou l'absence de sensibilité dans six des cas mortels; elle exista dans deux de ces six cas et ne se manifesta pas dans les quatre autres. Ce résultat est intéressant, car il tend à démontrer que la sensibilité abdominale se rencontre plus souvent dans les cas qui sont suivis de la guérison, que dans les cas mortels, conclusion à laquelle on ne pouvait s'attendre.

Ces énumérations suffisent pour prouver que la sensibilité de l'abdomen est non pas un événement constant, mais simplement un événement assez fréquent dans l'histoire naturelle de la dyssenterie; qu'elle est, soit légère, soit modérée, quand elle existe, et que sa présence n'est pas d'un pronostic fâcheux.

Distension abdominale. — On a indiqué dans les relations de vingt-trois cas s'il y avait ou non de la distension abdominale. On n'en observa pas dans dix-neuf de ces vingt-trois cas. Dans les quatre autres cas, on constata du météorisme et de la tympanite, mais légèrement dans chacun d'eux. Sur les quatre cas, dans lesquels on constata du météorisme, un seul fut mortel, et sur ceux dans lesquels ce symptôme ne se manifesta pas, au moins six furent suivis de la mort.

Ainsi il est évident que l'absence de distension abdominale est de règle dans la dyssenterie, à quelques exceptions près, dans lesquelles il se manifeste une légère augmentation météorique; et il est plus évident encore qu'une légère tympanite n'est un indice, ni favorable, ni défavorable.

QUATRIÈME SECTION.

Symptômes relatifs à la circulation.

Les cas n'ont été analysés que relativement au pouls.

Dans 4 cas seulement sur 42, on ne constata jamais aucune accélération du pouls, pendant tout le cours de la maladie.

Sous le rapport du degré d'accélération, les divers cas différèrent excessivement.

Dans la plupart des cas qui se terminèrent par la guérison, le nombre des pulsations n'augmenta que légèrement ou modérément, variant entre 80 et 100 par minute.

Dans les cas mortels, la fréquence du pouls fut remarquablement plus grande que dans les autres cas. Les deux groupes de cas (mortels et non mortels) présentent une différence frappante sous ce rapport.

Dans plusieurs cas une augmentation rapide dans la fréquence des pulsations signala un changement fâcheux survenant tout à coup dans la maladie.

Dans quelques-uns de ces cas, cette augmentation soudaine se manifesta en même temps que de copieuses déjections séro-sanguinolentes.

Les faits relatifs à l'augmentation subite des pulsations et aux événements qui s'y joignirent dans les cas où elle fut observée, sont détaillés dans le compte-rendu.

Une accélération notable du pouls ne fut pas uniformément constatée dans les cas mortels.

CINQUIÈME SECTION.

Symptômes relatifs au système nerveux.

Le seul point relatif à ce sujet, qui offre de l'intérêt et de l'importance, est l'aberration mentale.

En ce qui concerne le délire, il existe une différence bien frappante entre les cas mortels et les cas non mortels.

Pas un seul des cas qui se terminèrent par la guérison, ne fut accompagné de délire. Il appartint exclusivement aux cas mortels, et, parmi ceux-ci, il se présenta aussi une grande différence relativement à la présence ou à l'absence de ce symptôme. Dans quelques-uns, les facultés intellectuelles se conservèrent d'une manière remarquable, jusqu'à la fin de la vie; dans d'autres, le délire se manifesta à un degré assez fort. Dans 4 des 9 cas dont les relations sont complètes, en ce qui se rapporte à ce symptôme, les malades conservèrent toutes leurs facultés intellectuelles jusqu'à leurs derniers moments; dans les 5 autres cas, ils eurent plus ou moins de délire.

Dans 2 de ces 5 cas, l'aberration mentale ne se révéla, vers la fin de l'existence, que par de la divagation indiquée par de l'incohérence. Dans les 3 autres cas, le délire fut actif et constitua un symptôme prédominant.

Les patients se montrèrent furieux, faisant des efforts pour sortir du lit, et il fallut les réprimer de force. Dans l'un des cas, ces efforts furent tellement violents et accompagnés de cris et de chants si tristement ridicules qu'on fut obligé de mettre le malade sous l'influence du chloroforme.

Il paraîtrait donc, du moins d'après ces cas, que l'affection dyssentérique se porte quelquefois vers les organes du cerveau, tandis que, dans d'autres cas, cette partie de l'organisme est particulièrement exempte de toute participation aux phénomènes morbides.

Il paraîtrait aussi que la manifestation du délire, comme symptôme prédominant dans la dyssenterie, est d'un pronostic très-fâcheux.

SIXIÈME SECTION.

Symptômes relatifs à la peau.

La sueur fut constatée dans plusieurs des cas mortels, vers la fin de l'existence; mais dans d'autres circonstances la peau resta sèche.

A part ceux où elle coïncida avec la mort, elle fut observée dans peu de cas. La moiteur de la peau ne se manifesta que dans un très-petit nombre de cas.

Quant à la température, dans la plupart des cas, la peau fut fraîche ou conserva le degré normal de chaleur.

Dans quelques-uns on constata, au commencement de la maladie, une augmentation de chaleur accompagnant un mouvement fébrile. Dans les cas mortels, la surface devint toujours froide, plus ou moins longtemps avant l'extinction; ce froid fut quelquefois accompagné de moiteur ou d'une sueur gluante; dans d'autres cas, la peau resta sèche, le corps produisant quelque temps avant la mort la sensation d'un cadavre.

On n'observa aucune des éruptions que les auteurs ont dépeintes comme incidents de la dyssenterie.

SEPTIÈME SECTION.

Symptômes relatifs au système respiratoire.

Dans un seul cas, on observa de la toux et de l'expectoration, et dans ce cas le malade avait été atteint d'un catarrhe, juste avant d'être attaqué de la dyssenterie. Il est évident que l'appareil pulmonaire ne fournit pas d'éléments morbides qui appartiennent à l'histoire naturelle de la dyssenterie.

HUITIÈME SECTION.

Durée de la maladie jusqu'à la mort ou la convalescence. Genre de mort. — Mortalité.

On considère la durée de la maladie, dans les cas qui se terminèrent par la guérison, comme s'étendant depuis l'époque où l'on observa, pour la première fois, les évacuations dyssentériques, jusqu'à celle où elles cessèrent entièrement, ou bien jusqu'à celle où il y eut une amélioration tellement sensible de tous les symptômes, qu'on put déclarer que le malade entrait en convalescence.

En adoptant cette règle, on a constaté que, dans un cas, la durée de la maladie ne fut que d'un seul jour. La table suivante indique la durée dans 30 cas où on l'a observée.

Nombre de jours.	Nombre de cas.
1	1
4	1
5	4
6	2
7	3
8	4

9	1
10	4
11	1
12	2
13	2
14	2
16	2
21	1

Durée moyenne dans ce groupe de cas : 9 jours $\frac{5}{8}$.

Il existe une grande différence entre la durée des cas qui survinrent chez des particuliers et celle des cas traités dans l'hôpital. Parmi les 30 cas ci-dessus mentionnés, 13 furent traités à l'hôpital et 17 chez des particuliers. La durée moyenne de ces derniers fut d'un peu plus de 7 jours ; tandis que celle des premiers fut de 13 jours. Deux raisons se présentent tout naturellement pour expliquer cette différence. La première est qu'il faut que la maladie possède un certain degré de gravité, pour que les malades cherchent à entrer à l'hôpital ; la seconde est que lorsque les malades y étaient admis, la maladie existait déjà depuis quelque temps, et très-souvent n'avait pas été soignée du tout, ou peut-être l'avait été mal.

Un fait qui paraîtra bien curieux, après ce qui vient d'être dit, c'est que proportionnellement la mortalité fut plus grande parmi les malades en ville que parmi ceux de l'hôpital. Sur 27 malades en ville, 8 moururent ; et sur 22 cas de l'hôpital, 3 seulement furent mortels. Ainsi la durée de la maladie fut presque deux fois plus longue dans les cas de l'hôpital, tandis qu'il n'y eut pas même la moitié du nombre de morts qu'il y eut dans les autres cas ! Ce fait prouve que, quelles que fussent les causes qui prolongèrent la durée dans les cas qui furent traités à l'hôpital, elles n'étaient pas d'une nature à augmenter le danger ; et voici une conclusion qui, tout d'abord, a l'air d'un paradoxe, c'est que, si les causes qui contribuent à prolonger cette maladie, ont de l'influence sur la tendance du mal à être mortel, elles la diminuent plutôt qu'elles ne l'augmentent. Pour justifier cette assertion, si étrange en apparence, il faut admettre que la situation des malades de l'hôpital était plus favorable au succès du traitement que celle des particuliers.

La maladie ne continua à l'état chronique que dans deux cas, et encore, ce ne fut-il que pendant peu de temps.

Il n'y eut de rechute dans aucun des cas; et dans la plus grande partie le retour à la santé fut aussi prompt que complet.

La durée, dans 10 cas mortels, fut ainsi qu'il suit :

Nombre de jours.	Nombre de cas.
6	2
7	2
9	2
10	2
11	1
19	1

Durée moyenne, un peu plus de 9 jours.

Genre de mort. — Dans tous les cas par *asthénie.*

Mortalité. — Parmi les 14 cas qui eurent lieu avant 1849, aucun ne fut mortel. Jusqu'à cette époque, je n'avais jamais rencontré un seul cas de dyssenterie mortel. Je cite ce fait comme évidence du caractère uniformément non mortel de la dyssenterie sporadique, dans la localité où ces observations furent faites.

Sur les 26 cas de dyssenterie recueillis pendant l'été de 1849, lorsque cette maladie se manifesta comme épidémie, succédant au choléra épidémique, 4 furent mortels.

Sur les 11 cas qui survinrent ensuite, et qui tous se manifestèrent lorsqu'il existait une influence épidémique plus ou moins grande, 6 furent mortels.

NEUVIÈME SECTION.

Agents considérés comme causes.

L'analyse n'a presque rien développé d'important relativement à l'existence de circonstances se montrant au moment de l'attaque ou peu avant, qu'on puisse regarder comme agents de production de la maladie. On ne cite de telles circonstances que dans les relations de 2 cas sur 49. Dans l'un de ces cas, le malade avait mangé du fruit vert en quantité, la veille de l'attaque, et dans l'autre il avait fait excès de fromage glacé et de champagne. Il paraîtrait donc que la dyssenterie, dans la plupart des cas, n'a pas de causes déterminantes sensibles. Cette conclusion est plus significative qu'elle ne le semble lorsqu'on ne l'approfondit pas. Plus une affection se montre indépendante des circonstances extérieures apparentes, plus il est évident que sa cause réside dans des agents morbides spéciaux inappréciables. Suivant cette loi de l'investigation étiologique, l'absence de causes excitantes est, comme règle, l'évidence que la dyssenterie provient de l'action d'influences qui doivent être comprises dans la classe de celles qui jusqu'à présent ont échappé aux recherches scientifiques. Mes observations ne m'ont fourni aucun fait qui tende à démontrer que la dyssenterie est contagieuse.

DIXIÈME SECTION.

État de la santé après la guérison. — Retour de la maladie.

Sur 16 des 38 cas qui furent suivis de la guérison, les

malades continuèrent à être sous notre observation, ou l'on obtint des renseignements précis sur l'état de leur santé après la dyssenterie, pendant des laps de temps qui varient entre 1 an et 13 ans. Pour être plus précis, voici les diverses périodes des relations, relativement au temps qui suivit la maladie :

Nombre des années.	Nombre de cas.
1	1
2	1
4	9
5	2
7	2
13	1

Sur ces 16 malades, un seul est mort maintenant. Ce malade mourut d'une phthisie, 4 ans après son attaque de dyssenterie. Les autres malades n'ont eu jusqu'à présent aucune maladie grave, et presque tous ont joui d'une excellente santé. *Pas un seul d'entre ces 16 malades n'a été atteint d'une seconde attaque de dyssenterie.* Ce résultat est rendu en quelque sorte plus frappant encore, par le fait que, excepté le cas où la maladie a eu lieu il y a un an, tous les malades se sont trouvés depuis plusieurs années, dans la sphère d'une influence épidémique, la maladie, comme je l'ai déjà dit, s'étant manifestée plus ou moins fortement, comme épidémie, pendant les mois d'automne, depuis quatre ans. Je me rappelle aussi plusieurs cas de dyssenterie qui ont eu lieu, il y a au moins quatre ans, et dont les relations n'ont pas été faites; depuis ce temps, on n'a pas perdu de vue les malades. Dans aucun de ces cas, la maladie n'a été ressentie deux fois. *Je n'ai pas encore rencontré une deuxième attaque de dyssenterie.* Chose digne de remarque, c'est que trois des cas de cette collection se sont manifestés dans une même famille, à différentes époques, savoir : l'un, il y a treize ans; le second, il y a quatre ans; et le troisième, il y a deux ans. Dans chaque cas un nouveau sujet fut attaqué; ceux qui avaient déjà été atteints de la maladie y échappant lorsqu'elle se représentait. Il semblerait, d'après ces faits, qu'une attaque de dyssenterie n'exerce pas une influence fâcheuse sur l'organisme; qu'elle ne prédispose les patients à aucune affection particulière, mais qu'au contraire, ils jouissent ensuite d'une bonne santé. Il paraîtrait aussi que les malades ne sont pas sujets à la récidive de la maladie.

Je ne veux pas qu'on se figure que je présente ces inductions comme des vérités établies. Le nombre des observations est trop petit pour garantir des déductions qui représenteraient les lois fixes de la maladie. Mais, comme je l'ai déjà fait remarquer, il est difficile de se rendre compte de faits, en les attribuant au simple hasard, et je le répète, ces faits indiquent l'existence de lois qu'il appartient à l'investigation future d'établir. Nous sommes au moins en droit de conclure, d'après les données que nous avons ici, que, règle générale, la santé ne s'est pas altérée par suite de la dyssenterie, et qu'une attaque ne dispose pas à être atteint plus facilement par les causes ou par la cause de la maladie.

ONZIÈME SECTION.

Traitement et effet immédiat (apparent) des remèdes.

Les remèdes qui entrent dans le traitement des cas peuvent se diviser de la manière suivante : 1° Laxatifs; 2° Mercure; 3° Opium; 4° Astringents; 5° Applications et topiques au moyen de lavements.

Laxatifs. — Ils ne furent ordonnés que dans très-peu de

cas. Le seul remède laxatif employé fut l'huile de ricin, encore ce remède ne fut-il jamais administré plus d'une fois pendant le cours de la maladie. Dans quelques-uns des cas où il fut donné, l'effet immédiat fut heureux, dans d'autres, il fut mauvais, et dans d'autres encore, il ne parut produire aucun changement, ni en bien ni en mal, autant qu'on en peut juger d'après la comparaison des symptômes avant et après qu'on l'eut administré. Tous les cas dans lesquels on donna de l'huile de ricin se terminèrent par la guérison. Le calomel fut la seule préparation mercurielle dont on fit usage. On le prescrivit en plus ou moins grande quantité dans 23 cas. Dans quelques cas, on administra des doses d'un ou deux grains, ordinairement toutes les quatre ou six heures, et quelquefois plus souvent; dans quelques cas, les doses furent de cinq grains et dans quelques autres elles furent encore plus fortes, savoir : de dix à quinze grains (les grains d'après les poids des pharmaciens anglais). Dans presque tous les cas, on le combina avec de l'opium, sous une forme quelconque. Les détails qui appartiennent à l'administration du calomel dans ces 23 cas, en particulier, sont indiqués dans le compte-rendu, et les conclusions suivantes en sont tirées :

Dans 3 cas seulement, le calomel fut administré sans être combiné avec l'opium. Dans deux de ces cas, si l'on peut regarder comme criterium la comparaison des symptômes postérieurs et antérieurs, l'effet fut salutaire.

Dans le troisième cas, l'effet, jugé d'après les mêmes faits, parut être mauvais.

Sur quatre des vingt cas dans lesquels on donna le calomel et l'opium conjointement, l'effet immédiat apparent, fut remarquablement bon; dans six autres cas, il parut bon aussi, mais d'une manière moins frappante. Dans un seul cas, la comparaison des symptômes qui précédèrent et qui suivirent l'administration du remède, donna matière à supposer que l'effet en avait été positivement mauvais.

Dans les cas qui ne sont pas compris dans les énumérations précédentes, et qui sont au nombre de neuf, l'effet apparent fut nul.

Sur les 23 cas dans lesquels on donna du calomel, 5 furent mortels. La mortalité se divise à peu près également entre le groupe des cas qui furent traités par le calomel, et ceux qui furent traités sans ce remède.

Sous le nom d'opium, on comprend la morphine et la poudre de *Dover*. Dans 26 cas, le traitement consista principalement en opium sans calomel. Les détails de chacun de ces 26 cas sont donnés dans le compte-rendu, et voici les conclusions qui en sont tirées :

Dans quatre cas, l'effet immédiat apparent fut remarquablement bon ; le nombre de cas est exactement le même que celui du groupe précédent.

L'effet fut bon aussi, mais d'une manière moins sensible, dans neuf cas ; ce nombre de cas excède celui du groupe précédent. Dans aucun cas, il n'y eut d'évidence d'un effet fâcheux produit par le médicament, mais dans les autres cas, c'est-à-dire dans 13 cas, l'effet fut incertain.

Relativement à la comparaison de ces déductions de l'analyse des cas dans lesquels on a donné du mercure, avec celles de l'analyse de ceux dans lesquels on s'en est abstenu, il est important de constater la quantité d'opium qui fut ajoutée au calomel dans les cas du premier groupe. L'examen des détails donnés dans le compte-rendu, sur les cas où l'effet salutaire apparent fut frappant, démontre qu'on donna vraiment plus d'opium quand on ajouta du calomel que quand on administra ce remède tout seul.

En comparant aussi les cas dans lesquels l'effet apparent fut bon, mais moins frappant, on a trouvé que la quantité d'opium était à peu près égale dans les deux groupes.

Ainsi, autant qu'on peut établir un jugement d'après les descriptions, les deux groupes contiennent à peu près une égale proportion de cas graves et de cas sans gravité. Les deux groupes renferment aussi une quantité presque égale de cas de l'hôpital et de cas chez des particuliers.

Sous le rapport de la mortalité, ces deux groupes sont aussi semblables que possible. Autant qu'une opinion peut être justifiée par ces faits, elle montre que le mercure n'exerce aucune influence salutaire sur la maladie. En adoptant cette opinion, on attribue, d'après les faits, à l'opium seulement le bon effet produit dans les cas où l'on administra l'opium et le calomel en combinaison.

Les faits suivants, relatifs à la durée de la maladie dans les cas traités avec du calomel et de l'opium et avec de l'opium seul, peuvent offrir de l'intérêt.

Durée moyenne dans 4 cas de l'hôpital traités avec du calomel et de l'opium : 13 jours 1/2.	Durée dans 8 cas de l'hôpital traités sans calomel : 13 jours 7/8.
Durée dans 8 cas privés : 6 jours 1/8.	Durée dans 9 cas privés : 7 jours 6/9.
Durée dans 5 cas mortels : 10 jours 4/5.	Durée dans 5 cas mortels : 10 jours 2/3.

Les remèdes appartenant aux autres classes énumérées au commencement de cette section, ne furent employés que comme mesures subordonnées, et les faits qui s'y rattachent n'offrent rien d'intéressant ni d'important.

COMPTE-RENDU CLINIQUE

SUR

LA PLEURÉSIE CHRONIQUE

BASÉ

SUR L'ANALYSE DE QUARANTE-SEPT CAS

Ce compte-rendu contient les résultats de l'analyse de 47 cas de pleurésie chronique, relativement à l'âge, au sexe, à la saison, à la santé antérieure, au caractère de la maladie à son début, au siége, aux complications, aux causes, à la quantité d'épanchement, aux symptômes, aux signes physiques, aux effets éloignés et aux apparences morbides après la mort. Plusieurs cas très-intéressants sont rapportés tout au long dans le compte-rendu, ainsi que des remarques sur le diagnostic et le traitement de la maladie.

En faisant ce résumé, je choisirai ceux d'entre les résultats qui me paraissent avoir le plus de valeur, en omettant ceux qui ont peu ou point d'importance.

Les cas se présentèrent à mon observation, à différentes époques, dans le cours de vingt ans. Dans deux des cas, la pleurésie fut circonscrite ; dans trois, l'attaque fut due à la perforation du poumon. En analysant les cas sous le rapport de l'histoire des signes et des symptômes, ces cas furent exclus ; il resta donc quarante-deux cas de pleurésie chronique simple, y compris cette variété connue sous le nom d'*empyème*, ainsi que les cas dans lesquels on présuma que l'épanchement dans la cavité de la plèvre consistait en sérum et en fibrine seulement. Les cas de perforation et de pleurésie circonscrite sont relatés en entier dans le compte-rendu.

Age. — Le maximum de l'âge fut 45 ans. Un seul malade atteignait cet âge; un avait 41 ans; un 38, et deux 35. Dans tous les autres cas, l'âge était au-dessous de 30 ans. Le plus jeune des patients avait 5 ans; celui d'après 6 ans, et celui d'ensuite 12 ans.

La durée moyenne dans 36 cas fut de 22 ans 1/4.

Saison. — Sur 18 cas dans lesquels on a constaté la date du commencement de la maladie, dans 2 elle se manifesta en janvier; dans 3 en février; dans 1 en avril; dans 1 en mai; dans 5 en juin; dans 1 en juillet; dans 3 en octobre; et dans 2 en décembre.

Santé antérieure. — Dans 15 cas sur les 25 dans lesquels on a constaté l'état de la santé préalable, les patients se portaient bien avant la pleurésie. Les conditions morbides antécédentes, dans les 10 autres cas, étaient celles-ci : La rougeole trois mois avant, et à la suite un embarras pulmonaire dans 1 cas; la fièvre scarlatine 1 mois avant, dans 1 cas; une débilité générale et des flueurs blanches, dans 2 cas; l'asthme, dans 1 cas; un ulcère chronique à la jambe, dans 1 cas; une parotidite peu de temps avant, dans 1 cas; probablement un dépôt tuberculeux, dans 3 cas. Ainsi dans les trois cinquièmes des cas, la santé précédente était bonne. Le très-petit nombre de cas dans lesquels il y eut matière à supposer que la pleurésie survint comme complication de la phthisie, est digne de remarque.

Caractère de la maladie à son début. — Dans 35 cas on constata si la maladie, à son début, était aiguë ou sub-aiguë. Elle ne fut pas sub-aiguë dans 29 cas, et aiguë au commencement dans 2; elle ne fut pas aiguë d'abord et le devint ensuite, avant de passer à l'état chronique, dans 4 cas.

Ces résultats ne s'accordent pas avec les principes qui sont fréquemment posés dans les ouvrages systématiques, quant à l'opinion suivante, savoir : que la pleurésie chronique est ordinairement précédée par la pleurésie aiguë. L'inverse de ceci est vrai, si toutefois les faits ci-dessus mentionnés peuvent être garants de cette conclusion.

Siége. — Sur 42 cas, le siége de la maladie était du côté droit dans 19, et du côté gauche dans 23.

Complications. — Dans 3 cas, comme je l'ai déjà dit, les symptômes et les signes indiquaient que la phthisie coexistait probablement. La maladie se développa pendant le cours de la fièvre typhoïde dans un cas, et pendant une fièvre puerpérale dans un autre. Une laryngite chronique existait dans deux cas; dans un desquels il y avait des tubercules, dans l'autre il n'y en avait pas, ainsi que le prouva l'autopsie. Un ulcère chronique à la jambe dans un cas. Une ascite, une péricardite et une légère inflammation chronique dans l'autre côté de la poitrine, dans un cas. Une péricardite dans deux cas; dans l'un d'entre eux on la constata d'après les symptômes et les signes, et dans l'autre cas d'après l'autopsie.

Quantité d'épanchement. — Sur 38 cas, l'épanchement fut *modéré* dans 4. En d'autres termes, le niveau du liquide ne dépassait pas le milieu de la poitrine. Dans 8 cas l'épanchement fut *considérable*, c'est-à-dire la poitrine en était plus qu'à moitié remplie. Dans 16 cas la quantité de liquide fut *grande*. Dans ces derniers la poitrine était entièrement ou au moins presque entièrement remplie. Dans 10 autres cas, elle fut *très-grande;* non-seulement la poitrine en était toute remplie, mais la dimension en était augmentée, le cœur était déplacé, et dans l'un de ces cas le foie considérablement refoulé à droite.

Douleur. — Excepté dans les cas où la maladie fut précédée de la pleurésie aiguë, la souffrance ne fut prédominante, comme symptôme, dans aucun ; et dans plusieurs, il y eut absence complète de ce symptôme. Quand le malade en éprouva, ce ne fut que pendant l'invasion; elle disparut au bout de quelques jours. Dans plusieurs exemples, où les malades ne se présentèrent à notre observation que lorsque la maladie avait déjà duré quelque temps, nos questions relatives à l'existence de douleurs passées les leur rappelèrent, mais ils les avaient tout à fait oubliées jusque-là.

Toux et expectoration. — La toux et l'expectoration ne se manifestèrent pas du tout dans quelques-uns des cas. Quand elles existèrent, elles furent rarement très-prononcées comme symptômes. Elles ne précédèrent pas la maladie, excepté dans les quelques cas où on supposa l'existence de phthisie antécédente.

Respiration. — Généralement la fréquence des respirations était augmentée, mais on rencontra des exceptions à cette règle. L'exercice les augmentait toujours d'une manière sensible. Le manque d'haleine était manifeste aussi dans la conversation. Hormis dans un cas, la dyspnée ne paraît pas avoir été un symptôme prédominant, quand les patients étaient en repos.

Circulation. — Dans la grande majorité des cas, la fréquence du pouls fut augmentée; le nombre des pulsations varia de 80 à 120, et même dans quelques cas il s'éleva plus haut encore.

On constate la lividité des grandes lèvres dans trois cas qui tous furent mortels, et dans deux la maladie était compliquée d'une péricardite.

Peau. — La plupart des cas furent accompagnés de sueur ; elle fut souvent abondante et se manifesta particulièrement pendant la nuit.

Frissons. — Les frissons furent observés dans les cas où il n'existait pas de tubercules, et dans lesquels les symptômes et l'histoire n'indiquaient pas l'empyème. Cependant les relations ne contiennent pas de données propres à établir des statistiques exactes.

Système digestif. — L'appétit cessa dans quelques cas ou diminua plus ou moins; mais dans d'autres, il resta assez bon et même dans quelques-uns il était excellent et la digestion se faisait toujours bien. Dans plusieurs cas, il survint tout à coup une diarrhée qui fut suivie d'une diminution dans la quantité du liquide contenu dans la poitrine.

Aspect et nutrition. — Une pâleur remarquable se présenta fréquemment, mais quelquefois l'apparence n'avait rien de très-morbide, et la physionomie générale indiquait la santé.

La diminution de poids ne fut pas grande, dans la majorité des cas qui finirent par la guérison.

Force. — Les malades la conservèrent d'une manière remarquable dans quelques cas. Par exemple, un patient qui s'adressa à nous, six mois après la date de l'attaque, et dont le côté droit de la poitrine était plein de liquide, avait jusqu'à cette époque continué de remplir sa place de domestique, sciant du bois, soignant un cheval, etc. Un autre, garçon de dix ans, avait l'habitude de jouer dehors, se plaignant seulement de ce qu'un exercice actif l'essoufflait.

Hémoptysie. — Ce symptôme fut constaté dans deux cas. Dans l'un, les symptômes prouvèrent par la suite qu'il existait vraisemblablement des tubercules. Dans l'autre cas, la guérison complète est probablement la preuve qu'il n'en existait pas. Dans ce dernier exemple, l'hémorragie se réitéra plusieurs fois, et fut abondante.

Signes physiques. — Aucune variation sensible des signes

bien connus de la présence d'un liquide dans la cavité pleurale, ne se manifesta.

Diagnostic. — En l'absence de symptômes bien définis, dans cette maladie, et la négligence de l'exploration physique, il arrive très-souvent que les médecins se méprennent sur la nature du mal. Ceci arriva dans 18 cas de cette collection. Dans 4, la maladie avait été traitée comme une fièvre intermittente. Dans 4 autres, elle était regardée comme une phthisie. Dans 2, on croyait les malades atteints de la fièvre continue, et dans 1 elle se déclara pendant le cours d'une fièvre, et passa inaperçue. Dans les 7 autres cas, la maladie avait été qualifiée de ces différents noms, savoir : maladie de cœur, abcès dans les parois de la poitrine, fièvre bilieuse, hépatisation du poumon, maladie de foie, débilité générale, et le dernier, maladie pulmonaire inconnue, d'après l'aveu de ceux qui l'avaient soignée.

Mortalité. — Dans l'analyse relative à ce sujet, les cas furent divisés en groupes de la manière suivante : 1° cas mortels dans lesquels la pleurésie ne fut pas compliquée ; 2° cas mortels dans lesquels la pleurésie était jointe à d'autres affections graves ; 3° cas dans lesquels la mort fut causée par des maladies qui survinrent pendant le cours de la pleurésie ; 4° cas dans lesquels la mort provint des causes qui agirent peu de temps après la guérison.

Sur 23 cas, à l'exclusion de ceux dont l'issue demeura inconnue, la mort par la pleurésie, sans complication, n'eut lieu que dans 4. Ainsi, ce n'est que dans 4 cas sur 23 de pleurésie chronique que la mort fut causée par la pleurésie seule.

La mort eut lieu dans 7 cas, dans lesquels la pleurésie était jointe à d'autres affections graves. Les affections notées comme complications, étaient, dans 3 cas, des tubercules, dans 2, la fièvre, dans 1 une laryngite, tendant à amener l'œdème de la glotte, et dans un autre cas, une péricardite et une pleurésie double.

Un malade (un enfant), mourut d'une maladie d'intestins, pendant que la pleurésie prenait un cours favorable.

Un autre malade mourut peu après avoir été guéri de la pleurésie, d'une maladie abdominale appelée colique bilieuse.

Si l'on additionne les cas mortels ci-dessus indiqués, le nombre proportionnel de morts est au nombre total des cas dont l'issue fut connue, comme 13 est à 23.

Les conclusions générales qu'on peut tirer de ces résultats sont que la pleurésie chronique, *per se*, n'est mortelle que dans un très-petit nombre de cas; que la plupart des morts qui ont lieu dans le cours de cette maladie ou peu après, sont dues soit aux complications, soit aux affections qui surviennent pendant et après; mais en considérant comme circonstances qui se rattachent à son origine le cours et les tendances immédiates de la maladie, le nombre de morts n'est pas loin de 50 sur 100.

Durée. — Le compte-rendu contient une table qui indique la durée, dans les cas *mortels*, autant qu'on a pu la constater. Il est évident, d'après les faits présentés dans cette table, que, lorsque la maladie est mortelle, elle n'a pas de durée fixe. Même quand elle est sans complication, la durée en est très-variable.

Dans les cas *non mortels*, une guérison suffisante pour permettre de reprendre les habitudes actives de la vie, n'eut jamais lieu qu'au bout de plusieurs mois; et un entier retour à la santé exigea toujours un laps de temps indéfini après l'époque de la convalescence apparente.

Effets éloignés. — Dans 14 des cas, l'histoire des malades après leur guérison fut connue pendant une période assez longue pour fournir des renseignements sur les effets éloignés de la maladie. Ces faits, relativement à chacun de ces 14 cas, sont indiqués dans le compte-rendu. D'après le résumé de ces faits, il paraît que précisément dans la moitié des cas, les malades jouirent d'une excellente santé pendant plusieurs années après leur guérison ; dans deux autres leur santé fut assez bonne. Dans 2 cas il survint une hypertrophie du cœur, mais dans l'un, au bout de plusieurs années, et dans l'autre la pleurésie était compliquée d'une péricardite. Dans 3 cas, les renseignements qu'on obtint firent supposer fortement qu'il survint des tubercules par la suite, et dans un autre cas ce fait fut constaté positivement. Les résultats relatifs à ce sujet semblent peu confirmer le principe établi dans de certains ouvrages, que la pleurésie chronique prédispose d'une manière toute spéciale à la phthisie.

Traitement. — Dans la plupart des cas, le traitement comprenait plus ou moins des remèdes suivants : vésicatoires, mercure, diurétiques, purgatifs hydragogues, et l'application d'iode sur la poitrine.

On observa que ces mesures, employées seules ou combinées, furent suivies d'une certaine diminution dans la quantité du liquide épanché. Cependant après avoir atteint un certain point, il cessait d'amener aucune réduction de l'épanchement, et conséquemment débilitaient le malade sans produire de bon résultat.

L'effet salutaire des toniques, des stimulants, d'une diète nutritive et d'un régime fortifiant, fut remarquable dans plusieurs cas, après la cessation des remèdes que je viens de citer.

Voici en quelques mots les conclusions générales qu'ont amenées mes observations, relativement au traitement : la première est d'employer les remèdes purgatifs et diurétiques, avec du mercure et la vésication, apportant toujours le soin et la circonspection nécessaires, jusqu'à ce qu'on ait atteint les limites de leur utilité ; et la seconde, de soutenir les forces vitales par une alimentation nutritive, des toniques, des stimulants spiritueux joints (en prenant les précautions nécessaires) à l'exposition et à l'exercice au grand air.

ESSAI

SUR

LES VARIATIONS DU TON

dans la percussion et dans les bruits respiratoires

ET SUR LEUR APPLICATION AU DIAGNOSTIC PHYSIQUE

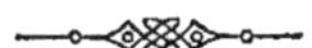

Cet essai fut honoré d'un prix décerné par l'Association médicale américaine, en 1852. Il est inséré dans le volume des Transactions de l'Association qui appartiennent à l'année que je viens de citer, et n'a été rémprimé sous la forme dans laquelle il est présenté à l'Académie que pour la distribution privée.

Il renferme certains résultats de l'étude des variations du ton dans la percussion et dans les bruits perçus en auscultant : telles qu'elles se présentent dans les différentes formes de la maladie de poitrine. Par l'expression *ton* je ne veux pas faire allusion aux variations dans la qualité des sons, mais aux différences relatives à la *gravité* ou à l'*acuité*, considérées dans un sens musical ; en d'autres termes, aux variations diatoniques.

Les bruits perçus en auscultant ne paraissent pas avoir été complétement étudiés sous ce rapport, si j'en juge d'après ce qui est contenu, sur ce sujet, dans les ouvrages sur l'exploration physique que j'ai consultés. J'ai la ferme conviction que, sous ce point de vue, un vaste champ est ouvert à une étude d'un grand intérêt et d'une grande importance, de la culture de laquelle on peut espérer des résultats fort utiles dans leur application au diagnostic.

Les observations que j'ai faites m'ont paru garants de différentes conclusions relatives à la signifiance du diagnostic de certaines variations du ton. Ces conclusions ainsi que les observations sur lesquelles elles sont basées, sont contenues dans l'Essai. Le résumé suivant embrassera aussi succinctement que possible ces conclusions, en indiquant brièvement les observations cliniques.

PREMIÈRE SECTION.

Attention au ton du bruit dans la pratique de la percussion.

Un son mat fourni par la percussion est en même temps élevé en ton. Je ne déclarerai pas positivement que cette règle est invariable, mais je ne pourrais pas indiquer les exceptions qu'on peut y rencontrer. On trouvera cette règle très-utile dans la pratique, pour déterminer l'existence d'un léger degré de matité relative d'un côté de la poitrine. Elle est surtout applicable aux cas de phthisie dans lesquels il y a une petite quantité de tubercules disséminés. La comparaison de la note produite par la percussion des deux côtes du sommet de la poitrine, en prenant toutes les précautions nécessaires pour que cet acte soit fait d'une manière exactement semblable, fait percevoir une différence extrêmement délicate entre les deux côtés. La principale difficulté, quand on en fait l'application, provient de sa délicatesse. Il faut y apporter beaucoup de soin, afin d'éviter de considérer comme variations anormales, celles qui ne sont dues qu'à une différence dans la formation ou dans la manière de faire les percussions.

Dans les cas où il y a, soit une grande quantité de tubercules, soit solidification du poumon par toute autre cause, cette règle n'a pas grande valeur; car déterminer, dans de semblables circonstances, si le son est sourd ou mat, n'offre aucune difficulté, et n'expose conséquemment pas à l'erreur.

DEUXIÈME SECTION.

Sur l'attention au ton du bruit dans la pratique de l'auscultation. Variations du ton du bruit des respirations à l'état normal.

Comme seul point de départ pour faire l'étude des phénomènes carastéristiques d'une maladie, le premier soin doit être de constater les variations du ton qui appartiennent aux respirations dans l'état normal.

Voici les conclusions tirées des explorations plus ou moins complètes faites sur 27 individus, considérés comme exempts de toute affection thoracique.

1° *Respiration trachéale.* — Remarquablement haut en ton; tout à fait variable en intensité chez des individus différents, et même chez le même individu dans des respirations différentes. Un bruit pour l'inspiration et un pour l'expiration. Le bruit expiratoire relativement plus long et d'un ton plus haut. Un intervalle entre les deux temps.

2° *Respiration bronchique.* — Elle existait dans 20 examens sur 23, près de la jonction sterno-claviculaire; et dans 13 sur 14, dans l'espace interscapulaire. Le ton était haut dans chacun d'eux. On n'a pas pris la peine d'en comparer le ton avec celui des bruits trachéens, mais l'élévation du ton était très-sensible, comparée aux bruits vésiculaires entendus dans d'autres endroits de la poitrine.

Un bruit inspiratoire et un bruit expiratoire coexistaient dans 13 examens sur 17; le bruit expiratoire manquait dans les 4 autres. Dans 7 de ces 13 cas, les deux sons, l'inspiratoire et l'expiratoire, ne s'entendaient que derrière et par devant. Dans 6 cas, le bruit de l'expiration n'était appréciable que du côté droit.

Les deux côtés offraient des résultats différents sous le rapport de l'intensité de la respiration bronchique, ainsi que relativement à l'élévation du ton. Voici ces résultats : sur 13 examens, l'intensité était plus grande à gauche dans 4; à droite, dans 5, et égale des deux côtés dans les 4 autres. Sur 20 examens, le ton était plus haut à droite dans 15, et il n'existait pas de différence appréciable dans les 5 autres. Ainsi, dans aucun de ces 20 cas, le ton n'était plus élevé à gauche.

Dans tous les cas où l'attention se dirigea sur ce point (9 examens), on constata que le son expiratoire était plus haut en ton que l'inspiratoire.

Un intervalle existait entre les deux temps, dans tous les cas, sans exception.

Ainsi, dans tous les traits fondamentaux, la respiration trachéale et la bronchique sont identiques.

3° *Respiration vésiculaire ou pulmonaire.* — Outre la différence sensible de *qualité* qui distingue la respiration vésiculaire de la respiration trachéale et de la bronchique, il existe une différence frappante de ton. Le ton est comparativement bas. On ne rencontra aucune exception à cette règle.

Le bruit de l'expiration fut appréciable dans une proportion moindre de cas, savoir : dans 9 examens sur 13.

Le ton du bruit de l'expiration fut plus bas que celui de l'inspiration dans 6 examens sur 8. Dans 2 cas, le ton de l'expiration était plus haut dans la région infra-claviculaire droite, non loin du sternum, le bruit expiratoire n'étant appréciable, dans ces 2 cas, que dans cet endroit. Évidemment, dans ces cas, une respiration bronchique s'étendait plus considérablement que d'ordinaire dans le sommet du côté droit.

La durée de l'inspiration était plus longue que dans la respiration trachéale et la bronchique, et le bruit expiratoire sensiblement plus court.

Le bruit inspiratoire et l'expiratoire, dans quelques exemples où l'attention se porta vers ce point, étaient continus, non séparés par un intervalle, comme dans la respiration bronchique et la trachéale. Sur 11 examens, le ton fut quelque peu plus haut à la partie supérieure de la poitrine qu'à la partie inférieure, dans tous. Sur 15 examens, le ton fut quelque peu plus haut au sommet du côté droit de la poitrine qu'à celui du côté gauche; aucune différence apparente ne fut observée dans les 4 autres.

Tous les points qui précèdent sont d'une importance essentielle, en ce qui concerne les variations morbides.

Variations du ton des bruits respiratoires, dans des cas de maladie.

Sous ce titre sont indiqués les résultats de l'étude des bruits respiratoires, dans différentes sortes de maladies; et les cas dans lesquels les observations ont été faites sont détaillés dans un appendice à l'Essai.

Pneumonie. — Dans 12 cas, le ton de la respiration fut uniformément haut.

Un bruit expiratoire était appréciable dans 8. Dans chacun de ces cas, à l'exception d'un seul, le bruit expiratoire était plus haut en ton que celui de l'inspiration. Dans le cas qui est excepté, l'observation fut faite à une période peu avancée de la maladie, quand le râle crépitant persistait, et on le nota avec défiance comme étant réellement plus bas en ton.

Dans chaque observation (5) faite relativement à la longueur de l'inspiration, on constata qu'elle était raccourcie; dans chacune des observations (6) faites relativement à la présence d'un intervalle entre les deux temps de la respiration, on constata qu'il en existait un; et dans chaque cas (5) où l'on s'occupa de la longueur de l'expiration, on la trouva prolongée.

Pleurésie.— Des observations faites dans 3 cas ont montré qu'il existait une élévation de ton dans le bruit respiratoire perçu sur le poumon comprimé, du côté où l'épanchement existait, ainsi que les autres caractères de la respiration bronchique.

Excavation gangréneuse et pneumothorax, provenant d'une perforation de la plèvre. — Sur le siége de l'excavation gangréneuse d'un cas, on constata que le son était dépourvu de la *qualité* caractéristique spéciale de la respiration vésiculaire, et que le ton en était bas, différant sous ce rapport avec le son entendu au sommet de la poitrine, où le poumon était solidifié par la compression. L'entrée de l'air dans la cavité de la plèvre, par une perforation d'environ la grosseur d'une plume d'oie, produisait un son non vésiculaire et d'un ton bas. Les apparences pathologiques furent vérifiées par une autopsie qui est détaillée dans l'appendice à l'Essai.

Phthisie.—Dans 11 cas dans lesquels, à en juger d'après les signes physiques, la matière tuberculeuse était petite, on constata que le son de la respiration était uniformément haut.

Dans 6 cas sur 8, il existait un bruit expiratoire appréciable. Dans 5 de ces cas, le bruit expiratoire était ou plus haut ou aussi haut que celui de l'inspiration. (Aussi haut dans 2 cas, et plus haut dans 3.)

En ce qui concerne les variations dans la *qualité* et l'*intensité* du son dans ces cas, la qualité spéciale de la respiration vésiculaire était affaiblie sur les dépôts tuberculeux, dans quelques-uns ; mais dans les autres ce fait n'était pas sensible. L'intensité était diminuée dans quelques cas ; dans d'autres, elle ne l'était pas.

On appellerait généralement la modification de la respiration dans ces cas, respiration *rude* ou *dure*. Cette modification, qui est, d'après l'aveu général, difficile à décrire, peut se résoudre, par l'analyse, comme consistant en une *augmentation dans le ton*, comme élément le plus sensible, et étant reconnaissable en ce qu'il s'y joint plus ou moins de ceux des caractères de la respiration bronchique, qui contrastent avec la respiration vésiculaire.

Dans 5 cas dans lesquels le dépôt tuberculeux était considérable, on constata que le bruit respiratoire était plus haut du côté où les tubercules étaient plus abondants, et qu'il s'y liait plus ou moins des caractères de la respiration bronchique.

Dans 6 cas de phthisie arrivés à la période d'excavation, des observations relatives à la respiration caverneuse firent constater les caractères élémentaires suivants : un son dépourvu de la qualité spéciale de la respiration vésiculaire, autrement dit un bruit de soufflet, comme dans la respiration bronchique ; un ton bas, comparé à celui de la respiration bronchique ; un bruit expiratoire plus bas en ton, quand il existait, que celui de l'inspiration.

Si cette énumération de caractères élémentaires est correcte, la respiration caverneuse est le signe le plus distinctif d'une excavation dans les poumons, signe qu'on peut s'attendre en général à trouver appréciable. C'est celui qui a le plus d'importance relativement au diagnostic, puisque les faits ont suffisamment prouvé qu'on ne peut se fier à la *pectoriloquie*, ni au *bruit de pot fêlé*. En terminant l'essai, les déductions pratiques les plus importantes sont récapitulées dans une série de propositions que je reproduis ici :

1° Dans la seconde période de la pneumonie, le bruit inspiratoire a un ton élevé, il est suivi d'un son expiratoire, qui est souvent, si ce n'est toujours, plus haut en ton que le bruit de l'inspiration. Ces traits se rencontrent joints à plus ou moins des autres caractères qui appartiennent à la respiration bronchique.

2° Dans les cas où il y a un dépôt tuberculeux peu considérable, ou, autrement dit, dans les cas de phthisie commençante, la modification la plus frappante du bruit respiratoire est l'élévation du ton. Cette élévation de ton est un élément important de ce qui est généralement appelé respiration rude, dure. Si un bruit expiratoire est appréciable dans ces circonstances, le ton peut en être aussi haut ou plus haut que celui du bruit de l'inspiration, et la variation de ton qui existe dans le premier est aussi grande que le ton de l'expiration, dans le murmure normal, est plus bas que celui de l'inspiration. Ainsi donc, il peut se faire que l'élévation du ton de l'expiration soit le signe valable d'une phthisie commençante, dans quelques cas où la variation dans l'inspiration n'est pas sensible.

3° Si le dépôt tuberculeux est plus considérable, le ton de la respiration est plus sensiblement élevé. Le ton du bruit de l'expiration, quand il est appréciable, peut être soit aussi haut, soit plus haut que celui du bruit de l'inspiration. Quelques-uns des autres caractères de la respiration bronchique s'y rencontrent aussi.

4° Dans la pleurésie avec épanchement, le ton du bruit respiratoire est élevé et se lie à plus ou moins des caractères de la respiration bronchique, dans les parties de la poitrine situées au-dessus du poumon comprimé. Dans les cas où il y a eu un grand épanchement, après son entière disparition par l'absorption, le côté affecté peut continuer à présenter une variation de ton; la symétrie des deux côtés se trouvant altérée d'une manière permanente, sous ce rapport, après que la qualité vésiculaire de la respiration est recouvrée.

5° Dans les cas où le tubercule est arrivé à la période d'excavation, le siége d'une cavité de grandeur considérable est indiqué par un bruit de soufflet, d'un ton bas, avec un bruit expiratoire (s'il est appréciable) dont le ton est plus bas que celui du bruit de l'inspiration. Ces traits constituent les éléments de la respiration caverneuse, et la respiration caverneuse est le signe le plus constant d'une excavation, et celui auquel on peut le plus s'en rapprocher.

Si la cavité est très-grande, ou s'il y a plusieurs cavités, la respiration peut être tellement modifiée, qu'à l'auscultation immédiate sur tout le sommet de la poitrine, elle présente les caractères caverneux. Ceci peut avoir lieu en même temps que de la matité indiquerait à la percussion l'existence d'une induration plus ou moins grande autour des cavités. La coexistence de matité relative à la percussion et d'une respiration soufflante à ton bas dénote que l'excavation est prédominante.

La respiration caverneuse peut aussi exister dans les cas d'excavation causée par une gangrène circonscrite, et dans le pneumo-thorax avec perforation.

6° Dans la phthisie arrêtée, les traces de la maladie peuvent se manifester par une variation permanente dans le ton de la respiration, jointe à plus ou moins de matité à la percussion de l'un ou de l'autre côté du sommet de la poitrine. . . . .

Les propositions précédentes sont énoncées dans l'essai avec une certaine expression de méfiance : elles sont soumises (citant les termes employés) « comme des déductions que les investigations futures devront confirmer, étendre ou corriger. » Je puis dire ici que, pendant les deux années qui se sont écoulées depuis la publication de l'essai, ce sujet a continué d'attirer une grande partie de mon attention, et de nombreuses observations cliniques que j'ai faites pendant ce temps sont tellement venues confirmer l'exactitude de plusieurs des points que ces propositions embrassent, que je les présente aujourd'hui avec beaucoup plus de confiance qu'autrefois.

Je ne saurais m'empêcher, en terminant cette analyse, de témoigner à MM. les docteurs Ricord, S. Bigelow et Ch. Robin mes sentiments de vive reconnaissance, de ce qu'ils ont bien voulu seconder les efforts que j'ai tentés dans le but de présenter à mes confrères de France, les résultats de ces études cliniques.

PARIS. — IMPRIMERIE DE J. CLAYE, RUE SAINT-BENOÎT, 7

PARIS
IMPRIMERIE DE J. CLAYE
RUE SAINT-BENOÎT, 7

www.ingramcontent.com/pod-product-compliance
Ingram Content Group UK Ltd.
Pitfield, Milton Keynes, MK11 3LW, UK
UKHW020158200726
13856UKWH00003B/1055